Sandra P. D'Angelo
Seth M. Pollack

Immunotherapy of Sarcoma

肉瘤免疫治疗

主　编　〔美〕　桑德拉·P. 迪·安格罗
　　　　　　　　塞斯·M. 波拉克
主　译　周宇红　陆维祺　侯英勇
副主译　庄荣源　王志明　王斌梁

天 津 出 版 传 媒 集 团
天津科技翻译出版有限公司

著作权合同登记号:图字:02-2020-146

图书在版编目(CIP)数据

肉瘤免疫治疗/(美)桑德拉·P. 迪·安格罗
(Sandra P. D'Angelo),(美)塞斯·M. 波拉克
(Seth M. Pollack)主编;周宇红,陆维祺,侯英勇主
译.—天津:天津科技翻译出版有限公司,2022.12
　　书名原文:Immunotherapy of Sarcoma
　　ISBN 978-7-5433-4275-0

　　Ⅰ.①肉… Ⅱ.①桑… ②塞… ③周… ④陆… ⑤侯
… Ⅲ.①肉瘤-肿瘤免疫疗法 Ⅳ.①R738.705

中国版本图书馆 CIP 数据核字(2022)第 161930 号

First published in English under the title
Immunotherapy of Sarcoma
edited by Sandra P. D'Angelo and Seth M. Pollack
Copyright ⓒ Springer International Publishing AG, part of Springer
Nature, 2019
This edition has been translated and published under licence from
Springer Nature Switzerland AG.

中文简体字版权属天津科技翻译出版有限公司。

授权单位:Springer International Publishing AG
出　　　版:天津科技翻译出版有限公司
出 版 人:刘子媛
地　　　址:天津市南开区白堤路 244 号
邮政编码:300192
电　　话:(022)87894896
传　　真:(022)87893237
网　　址:www.tsttpc.com
印　　刷:天津新华印务有限公司
发　　行:全国新华书店
版本记录:710mm×1000mm　16 开本　10.5 印张　250 千字
　　　　　2022 年 12 月第 1 版　2022 年 12 月第 1 次印刷
　　　　　定价:88.00 元

(如发现印装问题,可与出版社调换)

译校者名单

主　　译　周宇红　陆维祺　侯英勇

副 主 译　庄荣源　王志明　王斌梁

译 校 者　(按姓氏汉语拼音排序)

程莉莎　甘荷霞　郭　曦　侯英勇

李　伟　林巧卫　刘文帅　陆维祺

宋正清　苏志敏　王斌梁　王志明

张晨璐　张秀萍　周宇红　庄荣源

翻译组秘书　李　伟　刘文帅

编者名单

Amy J. Wisdom

Department of Pharmacology & Cancer Biology, Duke University Health System, Durham, NC, USA

Anusha Kalbasi

Department of Radiation Oncology, University of California, Los Angeles, Santa Monica, CA, USA

Arun S. Singh

Division of Hematology and Oncology, University of California, Los Angeles, Santa Monica, CA, USA

Benjamin D. Medina,

Department of Surgery, New York University Langone Health System, New York, NY, USA

Breelyn A. Wilky

Department of Medicine, Sylvester Comprehensive Cancer Center at the University of Miami Miller School of Medicine, Miami, FL, USA

Brittany Lala

Division of Hematology and Oncology, University of California, Los Angeles, Santa Monica, CA, USA

Ciara M. Kelly

Memorial Sloan Kettering Cancer Center, New York, NY, USA
Weill Cornell Medical College, New York, NY, USA

David G. Kirsch

Department of Pharmacology & Cancer Biology, Duke University Health System, Durham, NC, USA

Department of Radiation Oncology, Duke University Health System, Durham, NC, USA

Georgios Antoniou

Sarcoma Unit, The Royal Marsden Hospital NHS Foundation Trust, London, UK

Gerardo A. Vitiello

Department of Surgery, New York University Langone Health System, New York, NY, USA

Melissa Burgess

UPMC Hillman Cancer Center, University of Pittsburgh School of Medicine, Pittsburgh, PA, USA

Mohammed Milhem

Division of Hematology, Oncology, and Bone Marrow Transplantation, University of Iowa Carver College of Medicine, Iowa City, IA, USA

Ronald P. DeMatteo

Department of Surgery, Hospital of the University of Pennsylvania, Philadelphia, PA, USA

Sandra P. D'Angelo

Memorial Sloan Kettering Cancer Center, New York, NY, USA

Weill Cornell Medical College, New York, NY, USA

Seth M. Maliske

Division of Hematology, Oncology, and Bone Marrow Transplantation, University of Iowa Carver College of Medicine, Iowa City, IA, USA

Seth M. Pollack

Clinical Research Division, Fred Hutchinson Cancer Research Center, Seattle, WA, USA

Division of Oncology, University of Washington, Seattle, WA, USA

Swathi Namburi

UPMC Hillman Cancer Center, University of Pittsburgh School of Medicine, Pittsburgh, PA, USA

Vaia Florou

Department of Medicine, Sylvester Comprehensive Cancer Center at the University of Miami Miller School of Medicine, Miami, FL, USA

Varun Monga

Division of Hematology, Oncology, and Bone Marrow Transplantation, University of Iowa Carver College of Medicine, Iowa City, IA, USA

Yvonne M. Mowery

Department of Radiation Oncology, Duke University Health System, Durham, NC, USA

中文版序言

骨与软组织肉瘤是一类分型极为复杂的恶性间叶性肿瘤，手术是其主要根治手段，但仍有约 50% 的患者面临术后复发及转移的风险。化学治疗对于大部分复发及转移的肉瘤亚型来说疗效较差，并且现有的药物治疗选择有限。由于肉瘤的发病率低、异质性高等特点，阻碍了药物研究的整体发展水平。

随着肿瘤进入靶向、免疫治疗的时代，尤其是最近 10 年来，临床肿瘤免疫学的快速发展，肉瘤的免疫治疗成为研究热点，多项研究也获得了突破性进展，免疫治疗的技术和药物，以及联合治疗的手段也在不断发展。

复旦大学附属中山医院骨与软组织肿瘤多学科团队成立于 2009 年，在长达 10 余年的积累中，坚守规范化综合治疗的理念，坚持高水平的学术推广，积极打造"复旦中山肉瘤"的学术品牌，受到业界同行的普遍认可和支持。该团队也相继翻译了《软组织肉瘤诊疗学》第 1 版和第 2 版，以及《骨组织肉瘤诊疗学》3 本代表性的肉瘤专业巨著，引进国外先进的诊疗理念、原则和治疗方案，为提升国内的骨与软组织肉瘤的临床实践水平做出了卓越的贡献，团队成员也在此过程中不断丰富并更新了自己的知识体系和诊疗理念，追逐着国际研究的前沿进展，使"复旦中山肉瘤"的品牌越来越响亮，也造福着更多的肉瘤患者。从 2021 年开始，团队成员在周宇红、陆维祺、侯英勇教授的带领下，紧跟免疫治疗的热潮，再次向国内同行带来了这本《肉瘤免疫治疗》，帮助国内同行跨越语言的障碍，系统学习和了解在骨与软组织肉瘤免疫治疗领域中的研究进展与未来发展方向。本书由美国纪念斯隆-凯特琳癌症中心的 Sandra P. D'Angelo 教授和弗雷德·哈钦森癌症研究中心的 Seth M. Pollack 教授担任主编。在两位肉瘤界的顶尖学者带领下，本书从肉瘤的免疫微环境特征、肉瘤的免疫治疗技术及药物，包括溶瘤病毒、肿瘤疫苗、免疫检查点抑制剂,以及过继细胞治疗等诸多方面,全方位解读肉瘤的免疫治疗发展。同时,本书从不同亚型肉瘤的免疫微环境出发,带领我们进入复杂多变的肉瘤世界;从不同的基因组及免疫微环境特征出发,为不同的肉瘤患者提供了适当的免疫治疗选择。深入了解肉瘤发生的机制,方能使我们临床医生拥有一双慧眼,为患者提供精准而更加个体化的治疗策略,真正意义上突破目前肉瘤药物治疗的困境。

希望本书的出版,能够再次使复旦大学附属中山医院的骨与软组织肿瘤团队有机会和国内的各位同行展开新的交流,共同进步。

中文版前言

在日常工作中,临床医生需要不断学习和了解新的研究进展,更新自己的知识体系,从而提高自己的临床诊疗水平。因此,阅读文献和专业著作是临床医生终身的必修课。在知识信息浩瀚如海的时代,如何快速而高效地学习,我认为翻译最高水平的学术专著确实是一个系统学习的好办法。

复旦大学附属中山医院骨与软组织肿瘤多学科团队成立于2009年,为了更深入地了解骨与软组织肉瘤这类发病率较低,而肿瘤异质性极高的恶性肿瘤,为了从理论水平获得更好的武装,2015年我们团队翻译了美国纪念斯隆-凯特琳癌症中心的《软组织肉瘤诊疗学》,并在2021年翻译了其第2版。2016年我们团队再次翻译了MD安德森癌症中心的《骨组织肉瘤诊疗学》,这两家国际最权威癌症中心出版的巨著,一经翻译出版即获得国内肉瘤界同行的欢迎和广泛关注。

目前,手术是骨与软组织肉瘤最主要的治疗手段,但由于肉瘤的病理分型极为复杂,因此不同的亚型预后存在较大的差异,且很多患者在病程中或在初诊时已经不得不面对肿瘤的复发或转移。对于多数复发和转移的肉瘤亚型来说,化学治疗的疗效差,并且毒性反应显著。随着肿瘤治疗进入靶向、免疫治疗的时代,尤其是免疫检查点抑制剂抗CTLA4、PD-1/PD-L1单抗的广泛使用,免疫治疗也被认为是最有希望改变目前肉瘤药物治疗窘境的一种方法。同时,随着对肿瘤基因组学、免疫微环境研究的不断深入,以及新型免疫检查点抑制剂、肿瘤疫苗、溶瘤病毒的研发,尤其是过继细胞治疗在肉瘤中的研究不断深入,以NY-ESO-1、MAGE-A4为代表的基因工程T细胞技术在滑膜肉瘤、黏液样/圆形细胞脂肪肉瘤的治疗中已经相继展现出令人惊艳的疗效,并最有可能突破过继细胞治疗在实体肿瘤治疗中的瓶颈。

纵观肿瘤免疫治疗的历史,肉瘤曾是第一个被认为可通过免疫治疗来治愈的恶性肿瘤。早在 1893 年,美国斯隆-凯特琳癌症中心的医生 William Coley 意外发现 1 例肉瘤患者在链球菌感染后肿瘤获得长期缓解,从而研发出以其名字命名的"Coley 毒素",揭开了肿瘤免疫治疗的序幕。但是,随着放射治疗、化学治疗在恶性肿瘤中的成功应用,免疫治疗在经历最初的曙光乍现后便进入了漫长的沉寂。1957 年,Burnet 与 Thomas 提出了肿瘤免疫监视理论,从此再次开启了现代免疫学治疗肿瘤的研究。20 世纪 80 年代,一些机体免疫过程中的细胞因子,如 α-干扰素、肿瘤坏死因子(TNF)、白细胞介素-2(IL-2)等被用于临床。然而,由于细胞因子作用的靶向性较低,会造成全身较大的毒性反应,因此其很快退出了历史舞台。同样,20 世纪 80 年代兴起的 LAK 细胞、NK/T 细胞等非特异性的 T 细胞技术也并未在临床上验证出确切的抗肿瘤疗效。随着肿瘤免疫逃逸机制研究的不断深入,以及免疫检查点抑制剂(ICI)的成功研发,它们无疑是近 10 年来癌症治疗中最令人印象深刻的进步之一。现在,不仅有更多的免疫抑制检查点被发现,而且利用它们相互结合或与传统放射治疗、化学治疗及靶向药物的联合,以期诱导出强大、持久的抗肿瘤反应。虽然联合治疗是目前的主流方向,但我们仍然需要确定最佳的方案组合,也需要在疗效预测性生物标记物的识别和验证方面做出更大的努力。

虽然靶向 CTLA4 和 PD-1/PD-L1 的免疫检查点抑制剂在越来越多的肿瘤中获得了持久的临床反应,然而,大部分肉瘤患者对 ICI 的总体治疗反应却不尽如人意,但也存在相对敏感的某些亚型。根据肿瘤基因组图谱和 TMB 分析,不同亚型的肉瘤之间,其肿瘤的免疫特征和免疫微环境存在较大的异质性。肿瘤突变负荷较高的亚型包括腺泡状软组织肉瘤、多形性未分化肉瘤、血管肉瘤、去分化脂肪肉瘤、恶性神经鞘膜瘤等;突变频率较低的亚型包括滑膜肉瘤,这类易位相关的肉瘤均显示出较少的基因组学改变,并且产生肿瘤突变的数量有限,因此,开发针对性的 TCR-T/CAR-T 细胞或特异的肿瘤疫苗对其进行治疗可能更为适合。此外,还可采用激活效应免疫细胞的策略,包括开发肿瘤新抗原或增强抗原呈递、瘤体内注射溶瘤病毒(OV)以启动全身抗肿瘤免疫,以及使用针对肿瘤坏死因子受体成员的抗体超家族，以提供共刺激信号来增强 T 细胞活性等多种方案。

我们毫不怀疑，随着该领域的不断发展，将会有更多全新的内容呈现给读者。本书总结了肉瘤免疫治疗的主要策略，并讨论了各种联合策略背后的潜在机制及研究进展。虽然一本书在出版之日，其内容就已经过时，但是，只有真正理解各种免疫治疗药物或技术的作用机制，并了解不同肉瘤背后的生物学异质性，才能为将来的临床试验创造更好的研究设计，正是在这种情况下，本书应时出版。希望本书能为从事肉瘤临床诊疗的医生提供更为全面、新颖的研究参考，并期待各种免疫治疗手段可以有朝一日真正帮助我们攻克这组不同寻常且形式各异的恶性间叶性肿瘤。

由于各位译者的理解力和领悟力与原作者仍存在一定的差距，因此，在本书的翻译上难免存在疏漏和不足，还望同仁及时批评指正。

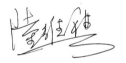

前　言

免疫疗法起源于 William Coley 发现的"Coley 毒素",但新的免疫疗法在肉瘤领域的进展却十分缓慢。在过去的 10 年中,我们满怀希望地看到美国食品药品管理局(FDA)批准了用于多种恶性肿瘤的免疫检查点抑制剂,看到靶向 CD19 的嵌合抗原受体 T 细胞治疗在急性淋巴细胞白血病中取得惊人成功。我们在看到希望的同时不禁又感到失望,因为这些进展并没有及时地帮助我们的肉瘤患者。

最后,我们相信,那些发生在黑色素瘤、肺癌和许多其他恶性肿瘤中的诊治进展最终会让肉瘤患者获益。通过仔细分析和临床试验,我们正在确定哪些肉瘤亚型可能对检查点抑制剂最敏感。基因修饰的 T 细胞在越来越多的肉瘤患者中引起了惊人的反应。全新的对策借力于肉瘤免疫的生物学特性,为未来成功治疗肉瘤带来巨大的希望。

尽管如此,许多阻碍肉瘤领域进展的挑战仍然存在。肉瘤是一大类罕见的疾病,这给临床试验设计带来了挑战。很明显,组织学特异性方法对于辨别免疫疗法对这种异质性疾病的作用可能更为重要。虽然,在这种高度异质性的肿瘤中,肉瘤的组织学特异性对免疫治疗的影响更为重要。肉瘤患者和研究团队一直致力于并决心推动该领域的发展。

作为关于肉瘤免疫疗法的第一本书,我们讨论了肉瘤免疫治疗领域最重要的主题。在第 1 部分,我们讨论了肉瘤的免疫微环境,包括具体的调节因素,如骨髓来源的抑制性细胞和调节性 T 细胞,同时讨论了标准放射技术如何调控免疫微环境。由于对免疫微环境的了解主要起源于胃肠间质瘤,因此我们重点关注了这种疾病。在第 2 部分,我们讨论了新兴的免疫治疗策略,如疫苗、溶瘤病毒、检查点抑制剂及细胞疗法。总之,我们完成了第一本关于肉瘤免疫治疗的综合论述。毫无疑问,随着该领域的不断发展和演变,将会有更多的专著出现。

目　录

第 **1** 部分

肉瘤免疫微环境

第 1 章

MDSC 在肉瘤中的作用及治疗意义

Brittany Lala，Anusha Kalbasi，Arun S. Singh

1.1 引言

肉瘤是一类罕见且有异质性的来源于骨和软组织间充质的肿瘤。手术仍然是治疗肉瘤的基石，许多局灶性肿瘤可以通过手术及放射治疗获得治愈。肿瘤播散性仍然是肉瘤治疗的主要挑战。这类肿瘤的罕见性及临床前模型的缺乏阻碍了有效系统治疗的发展。传统上讲，化学治疗和新近的靶向治疗已经在肉瘤治疗方面取得了新的进展。目前，一些证据表明免疫系统在肉瘤治疗中的作用，其中包括过继免疫治疗和免疫检查点抑制剂，目的在于使细胞毒性 T 细胞功能最大化。然而，过继免疫治疗和免疫检查点抑制剂在肉瘤治疗中的成功应用是有限的。认识这些免疫治疗的耐药机制及细胞毒性 T 细胞的效应机制可能为肉瘤患者带来重要的治疗机遇。

通过深入探索肿瘤相关的局部和全身免疫抑制状态有利于揭示以免疫为基础治疗的潜在耐药机制。这种肿瘤相关的免疫抑制的主要参与者之一是骨髓来源的抑制性细胞（MDSC）。MDSC 是一组由成熟及未成熟的髓样细胞构成的异质性细胞群，其在感染、炎症及癌症中起重要作用[1]。MDSC 能够负向调节针对癌症的适应性和先天性免疫应答[2]。MDSC 在荷瘤宿主中局部扩增，并通过多种机制参与肿瘤免疫逃逸、肿瘤增殖、促进肿瘤血管新生，以及促进转移[3,4]。其既能够损害宿主的自然免疫，又能损害抗肿瘤疫苗和免疫治疗的疗效。在这一章节，我们试图阐明 MDSC,讨论其在肉瘤免疫抑制中的作用,并最终探索其作为肉瘤抗肿瘤治疗靶点的潜力。

1.2　MDSC 的定义及亚群

MDSC 并不是一个实体。由于这些细胞的异质性及肿瘤和模型系统的可变性,我们必须谨慎地在不同恶性肿瘤中对这类细胞进行概括。大多数研究将 MDSC 定义为具有免疫抑制能力的激活状态的未成熟髓样细胞异质群体[1,4]。由于其完全成熟能力受损,因而保持未成熟状态并在次级淋巴器官和肿瘤中积聚。一旦到达肿瘤部位,其能够局部抑制 T 细胞增殖并影响巨噬细胞的细胞因子产生[4]。正是其形态、表型和功能的异质性使得它们既能充当免疫调节因子,又能使它们的定义、起源及功能变得捉摸不定[1]。

尽管 MDSC 在小鼠和人类中存在异质性,但它们可分为两种主要的亚群:单核细胞亚群(M-MDSC)和粒细胞亚群(G-MDSC)。这些亚群的区分基于细胞核形态、膜表面表型和生物学功能(到目前为止,根据癌症免疫指导计划已经鉴定了 10 个亚群)[5]。根据 M-MDSC 的形态,可以将其分为单核细胞亚型和类单核细胞亚型,而 G-MDSC 则类似于粒细胞,被描述为具有多形核或环状核[6,7]。在小鼠中,G-MDSC 表达 CD11b$^+$Ly6G$^+$Ly6C^{low} 的表型,而 M-MDSC 的特征是 CD11b$^+$Ly6G$^-$Ly6C^{high}。然而,两者都缺乏成熟单核细胞、巨噬细胞,以及树突状细胞相关的细胞表面标记物[1,8]。在人类中,MDSC 的定义尚不明确,但已发现其表达髓样细胞标记物 CD33、CD11b 和粒细胞标记物 CD15、CD66b[1,9]。由于 MDSC 的异质性,在人类中被广泛接受的 MDSC 免疫表型组合尚未确定(并且可能未被完全定义)[10]。M-MDSC 和 G-MDSC 发挥免疫抑制方式不同,M-MDSC 主要通过产生一氧化氮合成酶 2(NOS2)和精氨酸酶 1(ARG1),以及较少的活性氧(ROS)[3,20]。而 G-MDSC 主要通过产生 ROS、ARG1,以及少量的 NOS2[6,7,11]。

G-MDSC 与 M-MDSC 的所占比例在不同肿瘤类型间存在差异[1]。然而,在大多数癌症中,G-MDSC 亚群所占的比例较大[4]。有一项研究表明,两种亚群都能够在一定程度上抑制抗原特异性 T 细胞的增殖,但多数证据显示,就单个细胞而言,M-MDSC 对免疫系统的抑制作用更强[1,2,11,12]。

在转移性儿童肉瘤中观察到 MDSC 的第三个值得关注的亚群。这些 MDSC 在表型和功能上与成纤维细胞相似,但与经典的成纤维细胞不同,它们能够介导免疫抑制。这些成纤维细胞样 MDSC 也被发现能够诱导肿瘤血管新生，以及协助免疫逃逸[13,14]。

1.3　髓样细胞的正常生物学功能

在健康个体中，骨髓中的造血干细胞产生普通的髓样祖细胞(CMP)。在正常骨髓细胞生成过程中，IRF-8 和 STAT6 诱导未成熟的 CMP 最终分化为成熟同质的粒细胞(嗜碱性粒细胞、中性粒细胞、嗜酸性粒细胞)、单核细胞、树突状细胞及巨噬细胞，这些细胞随后被募集到病原体侵袭的组织中[9]。它们通过启动、维持和抑制 T 细胞活性，在抗感染过程中发挥重要作用。在生理条件下，成熟骨髓细胞的前体细胞存在于骨髓中，具有 MDSC 相同的表型，但不具有其免疫抑制特性。在急性感染或应激状态下，未成熟骨髓细胞(IMC)群体出现一过性的扩增，并表现出 MDSC 的抑制功能，但对免疫系统的影响很小。通常认为这些短暂存在的 IMC 起着"守门员"的作用，预防急性病理状态下免疫介导的相关损伤。然而，在慢性感染、自身免疫性疾病和癌症状态下（Gabrilovich 等做了深入评述），IMC 持续扩增并最终被激活为具有免疫抑制功能的 MDSC[4]。

1.4　肿瘤中的 MDSC

1.4.1　肿瘤微环境中 MDSC 的迁移和扩增

肿瘤细胞通过肿瘤衍生因子(TDF)，如细胞因子、趋化因子和代谢产物，促进 IMC 的扩增，从而阻止髓样祖细胞的终末分化。TDF 还刺激 MDSC 从骨髓和外周血向肿瘤微环境迁移以增强它们的免疫抑制能力[9]。有观点认为，MDSC 的异质性取决于肿瘤的类型和分期，并可能反映了不同肿瘤所释放的大量独特的 TDF。表 1.1 总结了在肉瘤小鼠模型及肉瘤患者中已知的影响 MDSC 扩增和迁移的调节因子。

MDSC 必须被激活才能获得其抑制活性。T 细胞和肿瘤间质细胞所产生的活性因子，如 IFN-γ、TLR 配体、IL-13、IL-4 及 TGFβ，能够激活 MDSC 中涉及 STAT6、STAT1 及 NF-κB 的相关信号通路。这些信号通路又反过来作用于 MDSC 以上调 ARG1 和 iNOS 的生成[4]。在小鼠 RMS 模型中，MDSC 甚至在可测量的肿瘤形成之前就可以在外周血中被检测到[6]。除了在原发肿瘤部位和血液中聚集，

表 1.1 在肉瘤小鼠模型或肉瘤患者中观察到 MDSC 扩增和(或)向瘤床迁移的正向和负向调节因子

调节因子	来源	作用	模型	参考文献
正向调节				
G-CSF	肿瘤细胞	肿瘤释放的 G-CSF 刺激 MDSC 扩增	小鼠 RMS、小鼠骨肉瘤 小鼠甲基氯蒽肉瘤	[4,6,27]
IL-1-β	肿瘤细胞	MDSC 扩增	小鼠纤维肉瘤	[4]
IL-6	MDSC 肿瘤细胞	肿瘤特异性效应 CD4⁺ T 细胞活性的下调剂并导致 T 细胞生成 INFγ 减少	小鼠纤维肉瘤	[28]
IL-8	肿瘤细胞	招募 G-MDSC 至肿瘤部位并通过与 G-MDSC 细胞上 CXCR2 受体相互作用从而诱导 G-MDSC 扩增	小鼠骨肉瘤 小鼠 RMS 儿童肉瘤	[6,27]
IL-13	激活的 T 细胞和肿瘤间质细胞	MDSC 增殖并上调精氨酸酶活性	小鼠纤维肉瘤	[4]
GM-CSF	免疫细胞 肿瘤细胞	MDSC 扩增	小鼠 RMS	[6]
M-CSF	免疫细胞 肿瘤细胞	MDSC 扩增	小鼠肉瘤	[4]
SCF(干细胞因子)	肿瘤细胞	MDSC 扩增	小鼠 RMS	[6]
TGF-β1(转化生长因子-β1)	免疫细胞 肿瘤细胞	MDSC 扩增	小鼠 RMS 小鼠纤维肉瘤	[4,6]
VEGF	间质细胞 免疫细胞 肿瘤细胞	MDSC 扩增	小鼠 RMS 小鼠肉瘤	[4,6]
TLR4、Myd88	免疫细胞在对细菌细胞壁抗原反应下的释放	脓毒症导致 TLR4、Myd88 的表达并诱导 MDSC 在初级、次级淋巴器官中扩增	小鼠纤维肉瘤	[7]

(待续)

表 1.1(续)

调节因子	来源	作用	模型	参考文献
CCL2	肿瘤细胞	通过与 MDSC 上 CCR2 受体相互作用诱导 M-MDSC 迁移和扩增	小鼠 MethA 肉瘤	[4]
STAT3	肿瘤细胞；被 MDSC 局部释放 IL-6 和 IL-11 激活	上调骨髓相关蛋白 S100A9；导致瘤床 MDSC 生成增加并抑制 DC 和巨噬细胞分化	小鼠纤维肉瘤 小鼠肉瘤(亚型非特指)	[4, 29]
负向调节				
PPARγ	髓样细胞	负向调节 IL-6、TNF-α、IL-1b、MMP12、Api6 基因，因而阻止 MDSC 扩增	小鼠肉瘤	[3]

MDSC 还在小鼠肿瘤模型的骨髓、肝脏、脾脏及其他次级淋巴器官中被检测到。在对照小鼠、健康人群或急性细菌感染、应激状态下，尚未检测到 MDSC[1]。

1.4.2　MDSC 在其他肿瘤中的作用

除了肉瘤外，在多种上皮样和淋巴样恶性肿瘤中也观察到 MDSC 的抑制作用[9,15]。在这些恶性肿瘤中，已观察到 MDSC 可以促进抑制性抗肿瘤免疫反应并协助肿瘤发展，同时也可能抑制一线免疫治疗的临床疗效。肿瘤内 MDSC 的聚集增加与多种肿瘤分期晚、无病生存期及总生存期降低相关，其中包括肉瘤、肺腺癌、乳腺癌和结直肠癌等[4,16,17]。在肾细胞癌、肺癌和其他一些肿瘤中，特异性靶向作用于 MDSC 的药物(详见下文)正在动物模型和临床试验(NCT03075423，NCT03141177)中进行验证，以期提高免疫治疗方法的疗效[8-10]。

1.5　肾细胞癌

一些研究指出，常规化学治疗，包括吉西他滨和 5-氟尿嘧啶、TKI(如舒尼替尼)及其他药物，包括 ATRA 能降低转移性肾细胞癌(MRCC)患者的 MDSC 水平。在动物模型中，吉西他滨和 5-氟尿嘧啶能够显著降低荷瘤小鼠脾脏内的 MDSC

水平,而同时保持 CD4[+]和 CD8[+] T 细胞及 B 细胞水平[10]。两种化学治疗都能激活 MDSC 的促凋亡蛋白 Bax,诱导 MDSC 凋亡及促肿瘤细胞因子的级联反应。由于 MDSC 的富集和 Treg 的发育都依赖于 c-kit 配体,因此推测舒尼替尼介导 MDSC 减少是通过阻断 c-kit 受体实现的[18]。在 MRCC 患者中使用 ATRA 可使外周血中 MDSC 显著减少并改善 T 细胞抗肿瘤反应。ATRA 被认为可以诱导 M-MDSC 的分化,以及 G-MDSC 的凋亡。在一项小样本回顾性研究中,将这些疗法与使用细胞因子诱导的杀伤细胞的过继免疫治疗相结合,可以改善患者的 1 年生存率和中位生存率[10]。

1.6　肺癌

MDSC 已被证明能够通过肿瘤微环境,从而促进血管生成和肺癌细胞的转移扩散。Adah 等总结几项研究的结果表明, 在肺癌模型中 MDSC 的清除提高了 APC、NK 细胞和 T 细胞活性并加强了抗血管生成作用[8]。这些靶向 MDSC 的治疗策略已被确定能够在临床前的小鼠肺癌模型中减少 MDSC 的聚集、增强抗肺癌的免疫效应、减缓肿瘤生长、抑制血管生成和(或)减少或抑制肺转移。这一认识促使多种将靶向 MDSC 与免疫治疗相结合的联合策略的产生。免疫治疗方法包括免疫检查点阻断、DC 细胞疫苗、OVA 蛋白疫苗激活的骨髓黏附细胞、腺病毒相关的免疫基因治疗、编码自杀基因的 ad 载体、适应性异体免疫治疗[8]。

1.7　抑制机制

MDSC 通过间接或直接接触机制介导其抑制性的抗肿瘤免疫反应,且局限于瘤床部位[6]。多项研究表明,MDSC 需要与 T 细胞进行直接的细胞-细胞间接触,并且通过细胞表面受体或短暂的可溶性介质来发挥其免疫抑制活性。这种抑制 T 细胞增殖的能力通常与精氨酸酶(或 iNOS)消耗 L-精氨酸有关,二者均高表达于 MDSC。iNOS 产生的 NO 通过抑制 T 细胞内 Jak-STAT 信号通路、阻止 MHC Ⅱ 表达并诱导 T 细胞凋亡等机制抑制 T 细胞功能。荷瘤小鼠及癌症患者的 MDSC 也被发现能产生 NOS。在体外,抑制荷瘤小鼠和癌症患者体内 ROS 的产生可以完全消除 MDSC 的抑制作用[19-21]。此外,某些 TDF,包括 TGF-β、IL-10、IL-6、IL-3、PDGF,以及 GM-CSF 可以刺激 MDSC 产生 ROS。另外,MDSC 和 T 细胞相互作用后,MDSC 上整合素的连接也会导致 ROS 的生成增加[4]。值得注意的是,淋巴细胞来源的 IFNγ 可以增加 MDSC 产生 ROS 中间体，反过来下调 CD4$^+$ 和 CD8$^+$ T 细胞产生的 IFNγ[22]。最近研究发现，MDSC 与 T 细胞直接接触时产生的过氧亚硝基 (ONOO–) 可以改变 T 细胞受体与 MHC–肽复合物的结合，导致它们对抗原特异性刺激无应答[21]。已观察到的其他抑制机制包括环氧合酶–2 和前列腺素 E2 的上调、L–选择素的下调和半胱氨酸的消耗[1,23]。除了对 T 细胞的抑制作用，在体外试验中，肝细胞癌患者来源的 MDSC 对活化的 NK 细胞也有明显的抑制作用[10]。目前，尚不清楚 MDSC 是否介导了抗原特异性或非特异性 T 细胞抑制[15]。

1.8　诱导 Treg 细胞

虽然 MDSC 参与抑制细胞毒性 T 细胞和 NK 细胞，但也有研究发现其可促进 FOXP3$^+$ 调节性 T 细胞 (Treg) 在体内的重新发育。这种对 Treg 细胞的诱导需要 IFNγ、IL-10 和肿瘤特异性 T 细胞的激活。在同源性 1D8 卵巢癌小鼠模型中，MDSC 通过 CD4$^+$CD25$^+$ 调节性 T 细胞所介导的免疫抑制依赖于 CD80 和 CD152。此外，在同源性黑色素瘤和结肠癌小鼠模型中，也发现 MDSC 诱导的 Treg 可能导致 T 细胞无能，且不依赖于 NO 介导的抑制通路[24,25]。因此，诱导 Treg 分化可能是 MDSC 增强其对免疫系统的抑制作用的另一种间接方法。然而，体外研究发现 MDSC 对 Treg 的影响有限或很少。因此，需要进一步的研究来解决这些差异[26]。

1.9　肉瘤模型中 T 细胞抑制机制

在肉瘤中，已发现激活的 MDSC 可通过增加多种分子的产生诱导 T 细胞的抑制。其抑制机制可分为 L–精氨酸依赖性途径和 L–精氨酸非依赖性途径。MDSC 通过精氨酸酶–1 (ARG1) 或诱导型一氧化氮合成酶 2 (iNOS2) 分解 L–精氨酸。释放的 IL-4、IL-13、IL-10、TGF-β 或 PGE2 通过 ARG1 上调 MDSC 的 L–精氨酸代谢，导致 L–精氨酸的耗竭[30]。正常情况下，高浓度的 L–精氨酸诱导 T 细胞从糖酵解向氧化磷酸化的转变，促进 T 细胞的存活并产生抗肿瘤活性。当 L–精氨酸耗竭时，则导致 CD3ζ 链表达的减少并抑制 TCR 介导的 T 细胞的活化、增殖，以及细胞因子的产生，但并不杀死 T 细胞[6,31]。此外，Highfill 等确定了 MDSC 介导的 L–精氨酸的耗竭与外周血 CD4$^+$ 和 CD8$^+$ T 细胞 CD3ζ 表达减少之间的直接关系[6]。MDSC 产生 iNOS2 以一种 STAT1 依赖性的活化方式以响应 1 型/促炎制剂，如 IFNγ、TNF-α、IL-1α、TLR 激动剂。iNOS 还代谢 L–精氨酸，产生副产物超氧化物和 NO，并将其结合形成有毒的过氧亚硝酸盐。过氧亚硝酸盐阻断了 JAK/STAT 下游蛋白，而这些蛋白是 T 细胞发挥正常功能所必需的。MDSC 的 STAT1 激活也可使其向巨噬细胞分化，其可不加选择地杀伤病原体、T 细胞、肿瘤细胞及其他 MDSC[22]。

　　L-精氨酸非依赖性途径的机制包括与成纤维细胞表型和功能相似的抑制性 MDSC 亚群的吲哚胺 2,3-双加氧酶(IDO)的释放[13]。IDO 是色氨酸分解代谢的限速调节酶，阻断 T 细胞对色氨酸的代谢并产生可诱导 T 细胞凋亡的毒性代谢物[15]。成纤维细胞样 MDSC 产生的 IDO 也被证明可以将幼稚的 T 细胞转化为增强的 Treg 细胞，从而间接抑制 T 细胞的增殖[14]。在自发性胃肠间质瘤(GIST)小鼠模型中，IDO 等局部免疫抑制细胞因子的重要性也得到了证实。在这个模型中，伊马替尼通过减少 IDO 表达来降低瘤内 Treg 细胞。IDO 表达的降低是 KIT 依赖性的，这意味着 GIST 中 KIT 继发性突变导致的耐药可能部分是通过局部免疫抑制介导的。此外，当与检查点抑制剂伊匹木单抗联合时，则可增加治疗反应[32]。

1.10　治疗

　　对小鼠模型和人体试验的研究表明，靶向 MDSC 的治疗有望成为当前免疫治疗的有效辅助手段。大量的数据表明，肿瘤诱导的 MDSC 的扩增和迁移在肿瘤微环境内激发局部免疫抑制中起重要作用，并可能影响肿瘤疫苗和其他免疫治疗的潜在疗效中起重要作用。因此，将树突状细胞疫苗、新型检查点药物和其他免疫激活方法与 MDSC 抑制剂适当结合，可能会将"冷肿瘤"转变为"热肿瘤"[33]。目前，针对 MDSC 的靶向治疗途径至少有 4 种：失活、耗竭、诱导未分化的 MDSC 向成熟细胞分化，以及抑制 MDSC 的扩增[3]。总体来讲，仅以 MDSC 为靶点可能不足以完全消除肿瘤。然而，当与检查点抑制剂、工程化 T 细胞、化学治疗或低剂量放射治疗联合使用时，它可能会减缓肿瘤生长、提高整体生存率，并增加对治疗有反应的患者数量。

　　最近，一种海绵生物来源的制剂曲贝替定，在美国被批准用于治疗脂肪肉瘤和平滑肌肉瘤，在欧洲和亚洲也被批准用于治疗卵巢癌。在小鼠模型中，研究发现这种药物可以清除血液和肿瘤微环境中的单核吞噬细胞，这表明靶向巨噬细胞是其抗肿瘤作用的关键环节之一。在黏液样/圆形细胞脂肪肉瘤的小鼠模型中，其也被证明可以减少促炎细胞因子。在接受曲贝替定治疗的患者中也观察到了类似结果，证实了这些临床前发现。近来，这些观察结果被转化为曲贝替定联合检查点抑制剂的临床试验(NCT03074318，NCT03085225)[34,35]。

1.11　免疫治疗和 MDSC 抑制

一些临床前数据表明，将 MDSC 抑制与免疫治疗相结合可能是治疗肉瘤的一种可行方法。例如，全反式维 A 酸(ATRA)已被证明可以刺激 MDSC 向 DC 和巨噬细胞分化，从而降低其在小鼠肉瘤模型中的抑制能力[4,27]。在小鼠骨肉瘤模型中，单独使用 GD2-CAR T 细胞治疗并没有产生显著的抗肿瘤作用。然而，将 GD2 改造的 CAR T 细胞与 ATRA 联合使用时，可以延缓肿瘤生长，提高患者的生存率。这种联合使得肿瘤微环境中的 MDSC 减少并使 CAR T 细胞水平升高。也有研究表明，ATRA 不会增加 Treg 细胞的比例，因此并不会抑制 CAR T 细胞治疗的疗效[27]。

使用 HSP90 抑制剂 17-DMAG 对肉瘤小鼠的体内试验和 I/II 期临床试验的研究发现，抑制肿瘤细胞过表达的蛋白质也可以减弱 MDSC 引起的免疫抑制。HSP90 伴侣蛋白能够稳定肿瘤生长所需的某些蛋白，如 EphA2 蛋白。在小鼠模型中，17-DMAG 作为免疫佐剂可以导致 EphA2 的降解，引起 MDSC 和 Treg 细胞数量减少，增强 1 型抗 EphA2 CD8+ T 细胞对 EphA2+肿瘤细胞的识别。在临床试验中，单独使用 17-DMAG 并不能产生持久的抗肿瘤效果。然而，17-DMAG 联合靶向 EphA2 的疫苗或靶向 EphA2 的特异性 CD8+过继性 T 细胞可完全消除 8/10 小鼠模型的肿瘤，因而推定这是一种可能的临床治疗组合[36]。

在肉瘤小鼠模型体内，通过瘤内注射可表达 1 型 T 细胞介导的免疫调节因子 T-bet cDNA 的人类基因工程 DC 细胞，可以抑制肿瘤微环境中 G-MDSC 和 Treg 细胞的聚集。这种抑制作用通过激活 CD4+和 CD8+ T 细胞的抗肿瘤活性，使肿瘤内的 CD31(+)血管结构正常化，从而显著延缓肿瘤生长及延长总体生存期。T-bet DC 治疗限制 MDSC 的机制尚不清楚，但研究推测其可能是通过减少缺氧敏感的趋化因子产生，如可招募 MDSC 的 CCL2 和 CCL5。其也可在肿瘤早期招募 1 型 T 细胞进入肿瘤，从而限制 MDSC 的发育。这项研究提示 T-bet DC 联合舒尼替尼可抑制残存 MDSC，进一步提高基因工程化 T 细胞的疗效[37]。

临床前研究表明，单纯 DC 免疫治疗或局部肿瘤放射治疗不足以提高治愈性抗肿瘤免疫反应。这可能是由于 MDSC 的作用限制了放射治疗的疗效，如在小鼠结肠癌模型中所示，MDSC(Ly6G+)的耗竭改善了放射治疗的效果。放射治疗可通过向 DC 提供刺激因子以诱导有效抗原提呈从而调节肿瘤微环境，增强局部瘤内注射 DC 的疗效。在一项 I/II 期临床试验中，17 例肿瘤体积较大(>5cm)的高级别 STS 患者接受了瘤内 DC 注射联合低剂量局部分割 EBRT 放射治疗的新辅助治疗。这种新辅助治疗减少了肿瘤微环境中 MDSC 聚集,增加了 T 细胞,特别是 CD4+ T 细胞的数量,并与抗肿瘤免疫应答呈正相关[17]。

1.12 TKI

正如在肾细胞癌中所讨论的,舒尼替尼是一种具有抑制 c-kit 而发挥免疫调节功能的 TKI 类药物。对无法切除的进展期肉瘤患者,其显示出对未分化 MDSC 增殖的抑制作用。在 SM 治疗后,患者外周血循环中 M-MDSC、G-MDSC、Treg 细胞明显减少。患者的骨髓分化和 T 细胞功能恢复正常,这提示 SM 有助于提高宿主的免疫功能。这项研究认为,SFT 患者肿瘤床中观察到的 MDSC 的密集浸润可以通过以免疫治疗为基础的联合治疗策略进行靶向清除[16]。

其他 TKI,如索拉非尼,也被证明可以抑制 MDSC。因此,在小鼠肾癌模型中,其被用于和抗 CTLA-4 抗体的联合治疗。这种联合由于抑制了 MDSC 和 CD8+ T 细胞的直接相互作用,引起 CD8+ T 淋巴细胞显著增殖(29)[23]。在另一项研究中,接种结肠癌的动物模型接受抗 KIT 单抗联合 PD-1 或 CTLA-4 抑制剂后,M-MDSC 的数量显著减少,同时免疫检查点抑制剂的疗效得到提高。这些临床前试验的结果为后续检查点抑制剂联合靶向 c-kit 的 KIT 用于治疗 GIST 的临床评估提供了良好的理论基础[38]。Balachandran 等也对该方法进行了试验验证,他们证明伊马替尼可降低局部免疫抑制细胞因子,通过联合检查点抑制剂可以增强其疗效[32]。该方法在 KIT 阻滞剂达沙替尼联合伊匹木单抗的一项临床试验中进行评估[39]。

1.13 其他抑制机制

另一种正在探索的 MDSC 靶向策略是抑制 MDSC 招募的趋化因子。小鼠 RMS 模型已被证明可产生和分泌趋化因子受体 CXCR2 的配体,该受体由 CD11b+ Ly6G MDSC 表达。使用抗 CXCL1 联合抗 CXCL2 抑制剂后,能够显著减少迁移到肿瘤部位的 MDSC 数量。已确定 CXCR2 是 MDSC 向肿瘤迁移所必需的。因此,CXCR2 是抑制 MDSC 迁移的新的治疗靶点。此外,在小鼠 RMS 模型中,当联合使用抗 PD-1 检查点抑制剂时,与单独使用任何一种药物相比,可显著延缓肿瘤生长、提高总体生存率[6]。

整合到肿瘤疫苗中的微小蛋白脂质体(VSSP)已被用于肾癌、乳腺癌、激素敏感性前列腺癌和宫颈上皮内瘤变Ⅲ级等临床试验的辅助治疗中。VSSP 疫苗可能通过疫苗的细菌分子和 GM3 神经节苷脂组分将 G-MDSC 招募到小鼠脾脏,两者均与 MDSC 扩增有关。然而,与肿瘤诱导的 MDSC 相比,VSSP 衍生的 MDSC 抑制 CTL 抗肿瘤应答的能力下降。用 VSSP 疫苗接种 MCA203 肉瘤荷瘤小鼠,能够显著抑制肿瘤生长,减少对 CD8+ T 细胞的抑制,并使 CTL 抗肿瘤应答增强。VSSP 治疗减少了肿瘤诱导的 MDSC 向肿瘤内浸润,并刺激肿瘤和次级淋巴器官内肿瘤诱导的 MDSC 向成熟的 APC 分化[40]。

虽然有几种分子被认为是 MDSC 扩增和迁移的正向调节因子,但研究也发现了一些特定的分子可以下调 MDSC。受溶酶体酸性脂肪酶(LAL)及其下游抗炎产物调控的中性脂质代谢、过氧物酶体增殖激活受体 γ(PPARγ)作为髓样细胞的负调控因子而发挥作用并抑制诱导 MDSC 扩增的炎症因子的上调(表 1.1)。正如小鼠模型中证实的那样,通过 LAL 敲除或显性失活的 PPARγ 突变阻断这一途径可上调炎症分子,诱导 MDSC 扩增,并诱导肺、肝脏、脾脏和淋巴结中肉瘤及癌的形成。Wu 等得出的结论是,LAL/激素配体/PPARγ 轴和其下游基因产物对炎症的控制、MDSC 的扩增,以及自发肿瘤的形成至关重要,可以被认为是癌症治疗的一种新选择[3]。

总结

肿瘤的免疫治疗已在多种恶性肿瘤中获得成功。然而,在大多数情况下,从检查点抑制剂、疫苗或过继 T 细胞疗法中获益的患者比例仍然相对较小。阻碍肿瘤免疫疗法发展的一个主要问题是 MDSC 介导的免疫抑制。目前对 MDSC 的研究主要侧重于增加对人类肿瘤患者中 MDSC 的认识,并确定 MDSC 靶向治疗能否使治疗获益。多项研究已经证明了靶向 MDSC 治疗在临床前模型中的有效性。虽然这些治疗方法大多尚未在临床试验中进行验证,但将靶向 MDSC 的治疗与免疫治疗相结合,将改善免疫系统的抗肿瘤应答,并可能增加对治疗反应的患者的数量。虽然还需要进一步的研究来完善对人类 MDSC 的特征和调控作用机制的了解,但不断增长的数据表明 MDSC 在肉瘤中具有重要的免疫抑制作用,并且在未来治疗方式上迫切需要靶向这一免疫亚群。

（刘文帅 译　程莉莎 陆维祺 周宇红 校）

参考文献

1. Youn JI, Gabrilovich DI. The biology of myeloid-derived suppressor cells: the blessing and the curse of morphological and functional heterogeneity. Eur J Immunol. 2010;40:2969–75.
2. Ugel S, De Sanctis F, Mandruzzato S, Bronte V. Tumor-induced myeloid deviation: when myeloid-derived suppressor cells meet tumor-associated macrophages. J Clin Invest. 2015;125:3365–76.
3. Wesolowski R, Markowitz J, Carson WE. Myeloid derived suppressor cells - a new therapeutic target in the treatment of cancer. J Immunother Cancer. 2013;1:10.
4. Gabrilovich DI, Nagaraj S. Myeloid-derived suppressor cells as regulators of the immune system. Nat Rev Immunol. 2009;9:162–74.
5. Solito S, et al. Myeloid-derived suppressor cell heterogeneity in human cancers. Ann N Y Acad Sci. 2014;1319:47–65.
6. Highfill SL, et al. Disruption of CXCR2-mediated MDSC tumor trafficking enhances anti-PD1 efficacy. Sci Transl Med. 2014;6:237ra267.
7. Llitjos JF, et al. Sepsis-induced expansion of granulocytic myeloid-derived suppressor cells promotes tumour growth through Toll-like receptor 4. J Pathol. 2016;239:473–83.
8. Adah D, et al. Implications of MDSCs-targeting in lung cancer chemo-immunotherapeutics. Pharmacol Res. 2016;110:25–34.
9. Parker KH, Beury DW, Ostrand-Rosenberg S. Myeloid-derived suppressor cells: critical cells driving immune suppression in the tumor microenvironment. Adv Cancer Res. 2015;128:95–139.
10. Wang Z, Liu Y, Zhang Y, Shang Y, Gao Q. MDSC-decreasing chemotherapy increases the efficacy of cytokine-induced killer cell immunotherapy in metastatic renal cell carcinoma and pancreatic cancer. Oncotarget. 2016;7:4760–9.
11. Engblom C, Pfirschke C, Pittet MJ. The role of myeloid cells in cancer therapies. Nat Rev Cancer. 2016;16:447–62.
12. Duncan BB, et al. A pan-inhibitor of DASH family enzymes induces immune-mediated regression of murine sarcoma and is a potent adjuvant to dendritic cell vaccination and adoptive T-cell therapy. J Immunother. 2013;36:400–11.
13. Zhang H, et al. Fibrocytes represent a novel MDSC subset circulating in patients with metastatic cancer. Blood. 2013;122:1105–13.
14. Zoso A, et al. Human fibrocytic myeloid-derived suppressor cells express IDO and promote tolerance via Treg-cell expansion. Eur J Immunol. 2014;44:3307–19.
15. Vanderstraeten A, Luyten C, Verbist G, Tuyaerts S, Amant F. Mapping the immunosuppressive environment in uterine tumors: implications for immunotherapy. Cancer Immunol Immunother. 2014;63:545–57.
16. Tazzari M, et al. Adaptive immune contexture at the tumour site and downmodulation of circulating myeloid-derived suppressor cells in the response of solitary fibrous tumour patients to anti-angiogenic therapy. Br J Cancer. 2014;111:1350–62.
17. Finkelstein SE, et al. Combination of external beam radiotherapy (EBRT) with intratumoral injection of dendritic cells as neo-adjuvant treatment of high-risk soft tissue sarcoma patients. Int J Radiat Oncol Biol Phys. 2012;82:924–32.
18. Hao Z, Sadek I. Sunitinib: the antiangiogenic effects and beyond. Onco Targets Ther. 2016;9:5495–505.
19. Kusmartsev S, Nefedova Y, Yoder D, Gabrilovich DI. Antigen-specific inhibition of CD8+ T cell response by immature myeloid cells in cancer is mediated by reactive oxygen species. J Immunol. 2004;172:989–99.
20. Schmielau J, Finn OJ. Activated granulocytes and granulocyte-derived hydrogen peroxide are the underlying mechanism of suppression of t-cell function in advanced cancer patients. Cancer Res. 2001;61:4756–60.
21. Nagaraj S, et al. Altered recognition of antigen is a mechanism of CD8+ T cell tolerance in

cancer. Nat Med. 2007;13:828–35.

22. Sinha P, Clements VK, Ostrand-Rosenberg S. Reduction of myeloid-derived suppressor cells and induction of M1 macrophages facilitate the rejection of established metastatic disease. J Immunol. 2005;174:636–45.

23. Motoshima T, et al. Sorafenib enhances the antitumor effects of anti-CTLA-4 antibody in a murine cancer model by inhibiting myeloid-derived suppressor cells. Oncol Rep. 2015;33:2947–53.

24. Huang B, et al. Gr-1+CD115+ immature myeloid suppressor cells mediate the development of tumor-induced T regulatory cells and T-cell anergy in tumor-bearing host. Cancer Res. 2006;66:1123–31.

25. Yang R, et al. CD80 in immune suppression by mouse ovarian carcinoma-associated Gr-1+CD11b+ myeloid cells. Cancer Res. 2006;66:6807–15.

26. Movahedi K, et al. Identification of discrete tumor-induced myeloid-derived suppressor cell subpopulations with distinct T cell-suppressive activity. Blood. 2008;111:4233–44.

27. Long AH, et al. Reduction of MDSCs with all-trans retinoic acid improves CAR therapy efficacy for sarcomas. Cancer Immunol Res. 2016;4:869–80.

28. Tsukamoto H, Nishikata R, Senju S, Nishimura Y. Myeloid-derived suppressor cells attenuate TH1 development through IL-6 production to promote tumor progression. Cancer Immunol Res. 2013;1:64–76.

29. Cheng P, et al. Inhibition of dendritic cell differentiation and accumulation of myeloid-derived suppressor cells in cancer is regulated by S100A9 protein. J Exp Med. 2008;205:2235–49.

30. Cohen PA, et al. Myeloid-derived suppressor cells adhere to physiologic STAT3- vs STAT5-dependent hematopoietic programming, establishing diverse tumor-mediated mechanisms of immunologic escape. Immunol Investig. 2012;41:680–710.

31. Geiger R, et al. L-Arginine modulates T cell metabolism and enhances survival and anti-tumor activity. Cell. 2016;167:829.e813–42.e813.

32. Balachandran VP, et al. Imatinib potentiates antitumor T cell responses in gastrointestinal stromal tumor through the inhibition of Ido. Nat Med. 2011;17:1094–100.

33. Sharma P, Hu-Lieskovan S, Wargo JA, Ribas A. Primary, adaptive, and acquired resistance to cancer immunotherapy. Cell. 2017;168:707–23.

34. Germano G, et al. Role of macrophage targeting in the antitumor activity of trabectedin. Cancer Cell. 2013;23:249–62.

35. Germano G, et al. Antitumor and anti-inflammatory effects of trabectedin on human myxoid liposarcoma cells. Cancer Res. 2010;70:2235–44.

36. Rao A, et al. Combination therapy with HSP90 inhibitor 17-DMAG reconditions the tumor microenvironment to improve recruitment of therapeutic T cells. Cancer Res. 2012;72:3196–206.

37. Qu Y, et al. Intralesional delivery of dendritic cells engineered to express T-bet promotes protective type 1 immunity and the normalization of the tumor microenvironment. J Immunol. 2010;185:2895–902.

38. Garton AJ, et al. Anti-KIT monoclonal antibody treatment enhances the antitumor activity of immune checkpoint inhibitors by reversing tumor-induced immunosuppression. Mol Cancer Ther. 2017;16:671–80.

39. D'Angelo SP, et al. Combined KIT and CTLA-4 blockade in patients with refractory GIST and other advanced sarcomas: a phase Ib study of dasatinib plus ipilimumab. Clin Cancer Res. 2017;23:2972–80.

40. Fernandez A, et al. Inhibition of tumor-induced myeloid-derived suppressor cell function by a nanoparticulated adjuvant. J Immunol. 2011;186:264–74.

第 2 章

胃肠间质瘤免疫应答与免疫治疗

Gerardo A. Vitiello，Benjamin D. Medina，Ronald P. DeMatteo

2.1 引言

胃肠间质瘤(GIST)是人类最常见的肉瘤[1-4]。目前认为,这种肿瘤起源于胃肠道肌间丛的胃肠起搏器细胞——Cajal间质细胞(ICC)[5,6],最常发生于胃(55%)、小肠(35%)或直肠(5%)[7,8]。75%~80%的GIST存在KIT受体酪氨酸激酶的活化突变,而5%~10%的GIST有血小板衍生生长因子受体α(PDGFR-α)突变[5,9]。另有一小部分以前被称为"野生型"的GIST被发现有BRAF、NF1突变或琥珀酸脱氢酶(SDH)的缺失[10]。然而,无论有无KIT基因突变,几乎所有的GIST都存在KIT蛋白的活化。

甲磺酸伊马替尼在GIST中的应用是分子靶向治疗最成功的案例之一。传统的化学治疗和放射治疗在GIST中的有效率低于5%[12-14]。因此,在分子靶向治疗出现以前,转移性或局部复发性GIST患者的中位生存期只有12~19个月[13]。甲磺酸伊马替尼是一种小分子受体酪氨酸激酶抑制剂,它可以抑制KIT和PDGFR-α致癌蛋白。甲磺酸伊马替尼靶向治疗使大约80%的患者获益,可将转移性GIST患者的无进展生存期从1年增加到5年[15],这一发现在分子肿瘤学领域引起了轰动。尽管伊马替尼在进展期GIST中取得了巨大的成功,但耐药现象还是经常会出现,通常是因为KIT基因二次突变或其他可替代的受体酪氨酸激酶活化[16-21]。舒尼替尼和瑞戈非尼已被批准用于伊马替尼耐药患者的二线和三线治疗,但中位进展时间分别为 4.8 个月和 6.8 个月[22,23]。因此,我们需要新的治疗策略。其中一种方法即为联合分子靶向治疗和免疫治疗。

利用免疫系统对抗肿瘤的概念起源于 1891 年, 当时的外科医生 William Coley 将链球菌注射至 1 例无法手术的肉瘤患者体内以刺激免疫系统[24]。当患者的肉瘤消失后,Coley 开始用热灭活链球菌和沙雷菌(现在被称为"Coley 毒素")来治疗大量无法手术的肿瘤患者。尽管取得了一定的成功,但由于多种原因,包括放射治疗和化学治疗的出现、毒素制备的不一致性、缺乏可预测的重复性,以及对免疫治疗机制缺乏了解,Coley 毒素的使用逐渐被冷落。

然而近年来,随着新的免疫治疗机制和药物的发现和发展,免疫治疗在癌症治疗中的地位重新受到重视[25]。免疫检查点受体细胞毒性 T 淋巴细胞相关蛋白 4 (CTLA-4)和程序性细胞死亡蛋白 1(PD-1)是膜结合 T 细胞受体,可以减弱 T 细胞活性。目前认为 CTLA-4 和 PD-1 分别在免疫应答的不同阶段发挥作用[26]。CTLA-4 通常在次级淋巴结构发挥中枢作用, 在和 T 细胞受体结合后便立即上调,以对抗 T 细胞活化所需的 CD28 共刺激分子。而 PD-1 则在外周组织与表达在抗原提呈细胞和肿瘤细胞表面的配体 PD-L1 和 PD-L2 结合。PD-1 与 T 细胞的结合能使 T 细胞受体信号转导终止,减少外周组织 T 细胞的活化。

CTLA-4、PD-1 和 PD-L1 的单克隆阻断抗体彻底改变了抗肿瘤的治疗方式。在迄今为止有最长随访记录之一的免疫治疗临床试验中, 与接受标准治疗组相比, 接受抗 PD-1 治疗组能将晚期非小细胞肺癌患者的 5 年生存率从 4.9%提高到 16%[27]。在未经治疗的转移性黑色素瘤中,与传统化学治疗相比,PD-1 阻断能使患者的 1 年生存率从 42%提高到 73%[28]。免疫疗法在辅助治疗中也有获益,接受抗 CTLA-4 辅助治疗, 可以使Ⅲ期黑色素瘤患者的 5 年无复发生存率从 30% 提高到 40%,而 5 年生存率从 54%提高到 65%[29]。然而,目前较明确的是只有一小部分癌症对免疫检查点抑制剂敏感[30,31],因此需要更深入地描绘和了解肿瘤特异性免疫微环境,以预测免疫治疗疗效。在接下来的内容里,我们总结了 GIST 免疫应答的病理学和临床前证据,为 GIST 免疫治疗临床试验奠定基础。

2.2　GIST 免疫应答

目前关于 GIST 免疫浸润的具体情况和不同免疫细胞复杂的生物学作用的认识主要有两种来源:人类 GIST 样本免疫组化分析和 GIST 基因工程小鼠模型。

Kit[V558del/+]小鼠能产生形态学和组织学上与人类 GIST 非常相似的小肠间质瘤（图2.1)[32]。重要的是，Kit[V558del/+]小鼠免疫功能正常，而且伊马替尼对其有效，这使得我们能够在体内研究免疫系统和伊马替尼的生物学作用。对人类 GIST 标本和基因工程小鼠模型进行免疫组化分析发现，GIST 中的免疫细胞主要是由肿瘤相关巨噬细胞(TAM)和 CD3[+] T 细胞组成，平均分别占 40% 和 30%(图 2.2)[33]。虽然肿瘤中有 B 细胞、NK 细胞、单核细胞、中性粒细胞和树突状细胞，但这些细胞含量很少。在接下来的章节里，我们将深入探讨 GIST 中巨噬细胞和 T 细胞的作用，总结其他少见的免疫细胞的关键性发现。

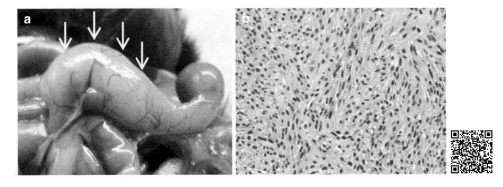

图 2.1 Kit[V558del/+]小鼠肿瘤代表性图像(a)和镜下组织学图像(b)。箭头指向 GIST 肿瘤位置。

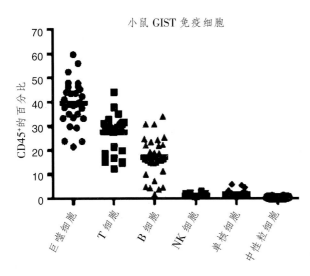

图 2.2 小鼠 GIST 免疫细胞情况。(Republished with permission of Rockefeller University Press, from KIT oncogene inhibition drives intratumoral macrophage M2 polarization, Cavnar MJ et al., *J Exp Med*. 2013.)

2.2.1　巨噬细胞

TAM 可能是最常被研究的肿瘤内免疫细胞之一,它们具有较广泛的作用,并且有一些靶向治疗可以调节其应答。根据其功能上是促炎性或免疫抑制特性可以对巨噬细胞进行大致分类(表 2.1)。抗肿瘤的 TAM 通常是由脂多糖和干扰素-γ 诱导产生的,能促进炎症、组织损伤,以及对肿瘤细胞产生细胞毒作用。它们能产生促炎细胞因子(如 TNF、IL-6 和 IL-12),高表达细胞表面活化标记 CD86、CD80、CD11c、CD40 和 MHC Ⅱ 类分子,刺激细胞毒性 T 细胞反应。而促肿瘤的 TAM 是由 IL-4 和 IL-13 诱导产生的,并通过组织重塑和血管生成维持一种免疫抑制的肿瘤环境。促肿瘤的 TAM 能产生 IL-10、VEGF 和 TGF-β,表达一些清道夫受体,如 CD163、CD206、MSR1 和 MARCO。值得注意的是,TAM 的表型可以是促肿瘤和抗肿瘤活性的,且没有单一的标记物可以区分 TAM 的极性。相反,正如前文所述,我们应该进行涉及 TAM 刺激和与 T 细胞共培养的功能性试验来准确定义 TAM 的表型[33]。

在大多数癌症中,TAM 都表现出促肿瘤的表型,这使得它们成为癌症治疗中有吸引力的靶点。我们对 Kit$^{V558del/+}$ 小鼠肿瘤和 57 例新鲜 GIST 手术标本中分离出的 TAM 进行了流式细胞术、体外功能研究和转录组学分析,首次详细分析了人类 GIST 和其他肿瘤中 TAM 的表型和功能[33]。令人震惊的是,小鼠 GIST TAM 表现出抗肿瘤的表型,能刺激 T 细胞活化并直接裂解肿瘤细胞。用 CSF1-R 抑制剂 PLX5622 选择性清除 TAM 后会增加肿瘤大小。在使用伊马替尼后,TAM 能识别

表 2.1　巨噬细胞经典分型

	抗肿瘤表型	促肿瘤表型
刺激物	干扰素-γ,脂多糖	IL-4,IL-13
对肿瘤影响	细胞毒性	免疫抑制
	组织损伤	组织修复
	炎症反应	血管新生
分泌物	IL-1,IL-6,IL-12	IL-10,TGF-β,VEGF
	TNF	
特征性标记物	CD86,CD80,CD11c	CD163,CD206
	CD40,MHC Ⅱ 类分子	MSR1,MARCO

MSR1,巨噬细胞清道夫受体 1;MARCO,胶原样结构巨噬细胞受体。

凋亡的肿瘤细胞并上调 CCAT/增强子结合蛋白 β(C/EBPβ),促使 TAM 转变为促肿瘤表型。在未经治疗的人类 GIST 中,TAM 同样也是抗肿瘤表型的,但在伊马替尼治疗后就转变成促肿瘤表型。

值得注意的是,在对酪氨酸激酶抑制剂产生耐药性的人类 GIST 中,TAM 转变为抗肿瘤表型[33]。从 14 例未经治疗或耐药的患者标本中分离出 TAM 后进行分析,未发现差异表达基因,这意味着肿瘤细胞的自主活性能驱动 TAM 的表型转换。GIST 中 TAM 表型是动态变化的,并依赖于肿瘤细胞的活性和治疗的状态,多色免疫组化分析结果支持这一结论。Cameron 及同事应用 196 例未经治疗的 GIST 患者标本制备了包含 239 例样本量(188 例原发性和 51 例转移性)的组织芯片[34]。在分析中,他们使用 Ki1-M1P+这一免疫组化标记物来检测髓源性细胞(如组织内巨噬细胞和未成熟树突状细胞)[35,36],他们还用了 CD3、CD56 和 CD20来研究 GIST 标本中免疫细胞的比例。他们发现 Ki1-M1P+髓源性细胞是 GIST 中最常见的免疫细胞,约占免疫浸润的 29%。值得注意的是,Ki1-M1P+髓源性细胞在原发性和转移性 GIST 或不同肿瘤部位(如胃、小肠和结肠)的 GIST 中均没有明显差异,但没有进行功能性研究来定义 TAM 的表型。

同样,van Dongen 及同事对 47 例 GIST 患者标本进行免疫组化分析并且得到了类似的结果,即 GIST 免疫浸润主要由 TAM 和 CD3+ T 细胞组成,而 NK 细胞、B 细胞、树突状细胞只占了很小一部分[37]。进一步对转移性 GIST 标本进行 TAM 和 T 细胞的免疫表型分析,结果发现,大部分 TAM 表达 CD163(一种促肿瘤表型的标记物),而 CD8 与 Treg 比值很低,有利于转移性 GIST 中的 TAM 促肿瘤极性和总体上的免疫抑制环境。然而,他们并没有进行功能性研究。

因此,在 GIST 中,TAM 极性是高度动态变化的,这取决于与治疗状态有关的肿瘤细胞活性及周围的免疫环境。对于大多数癌症,广泛清除 TAM 看上去是一种治疗癌症的合理方法,但在未经治疗的和对酪氨酸激酶抑制剂耐药的 GIST 患者中 TAM 主要表现为抗肿瘤表型,在这种情况下清除 TAM 可能是对患者不利的。相反,通过免疫治疗进一步激活 TAM 的活性可能是更谨慎的治疗方法。

其中一种活化 TAM 的治疗方法是激活 CD40。CD40 是肿瘤坏死因子受体超家族(TNFRSF)的成员之一,表达于巨噬细胞和其他抗原提呈细胞表面。在正常情况下,T 细胞表面的 CD40 配体与 TAM 表面的 CD40 结合,能增强 TAM 活化细胞毒性 CD8+ T 细胞的能力。目前已经有多种激活 CD40 的抗体被开发出来,并且早已有人报道其在胰腺癌中的效果[38]。因为 GIST 中 TAM 在伊马替尼治疗后转变为促肿瘤表型，尝试用 CD40 激活剂改变 TAM 的活性并联合伊马替尼是一种新的免疫治疗策略。在 GIST 小鼠模型中，我们发现 CD40 配体与免疫治疗性激活 CD40 的抗体结合后，能激活 TAM 并增强伊马替尼的抗肿瘤作用[61]。值得注意的是，尽管体内试验中 CD40 激活剂能持续激活 TAM，但仍需要与伊马替尼联合使用来增加 CD40 和 CD40 配体的结合，才能观察到明显的肿瘤重量差异。

2.2.2　T 细胞

CD3+ T 细胞是人类和小鼠 GIST 中最常见的淋巴细胞[33,37]。Cameron 及同事发现，与小肠间质瘤(3.7%)或结肠间质瘤(3.5%)相比，胃间质瘤(1.5%)有更少的淋巴细胞浸润。有趣的是，与原发灶相比，肝转移灶有更多的 CD3+ T 细胞。我们用流式细胞术分析发现，与未经治疗的 GIST 和伊马替尼耐药的 GIST 相比，伊马替尼敏感的 GIST 肿瘤内有更多的 CD8+ T 细胞和更少的 Treg 细胞(图 2.3)[39]。最后，我们发现 CD3+ T 细胞浸润的程度与 GIST 患者无进展生存期密切相关[40]。与巨噬细胞相似的是，肿瘤细胞活性、周围肿瘤环境和伊马替尼治疗都会对淋巴细

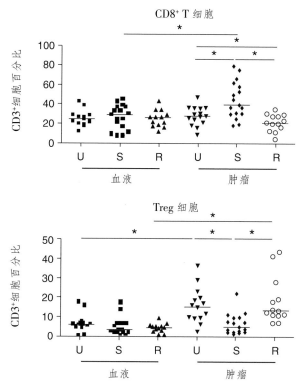

图 2.3　CD8+ T 细胞(上图)和 CD4+ Treg(下图)在未经治疗、伊马替尼敏感，以及伊马替尼耐药肿瘤患者中血液和肿瘤浸润情况 (*P < 0.05)。U，未经治疗的肿瘤患者；S，伊马替尼敏感；R，伊马替尼耐药。(Republished with permission of Springer Nature, from Imatinib potentiates antitumor T cell responses in gastrointestinal stromal tumor through the inhibition of Ido, Balachandran VP et al., *Nat Med.* 2011.)

胞浸润产生影响。

在 Kit^{V558del/+} 小鼠中,我们发现 GIST 受 CD8+ T 细胞介导的免疫监视,并且 CD8+ T 细胞部分参与了伊马替尼的抗肿瘤作用[39]。用伊马替尼抑制 KIT 能直接减少肿瘤来源的吲哚胺 2,3-双加氧酶(IDO)的产生。IDO 是一种细胞内免疫抑制酶,能将色氨酸转化为 5-羟基-N-甲酰-犬尿氨酸。在正常情况下,色氨酸能增强免疫抑制性 Treg 细胞的稳定性和活性[41]。伊马替尼通过下调与 IDO 增强子结合的 ETV4 来减少 IDO 的表达。最终 IDO 的减少会导致 Treg 的凋亡,从而增加肿瘤内 CD8+ T 细胞与 Treg 的比值并促进细胞毒性免疫环境的形成。此外,联合应用抗 CTLA-4 抗体和伊马替尼能产生协同效应,这证实了 GIST 免疫治疗的可行性并促成了 GIST 首个 NCI 免疫治疗临床试验(见下文 2.3)。

除了抗 CTLA-4 治疗,免疫检查点抑制剂抗 PD-1 治疗在 GIST 中也取得了不错的疗效。通过 mRNA 和免疫组化分析发现,在人类 GIST 中 PD-L1 的表达有异质性。在某些情况,PD-L1 的表达水平与肿瘤大小和核分裂象有关, 这提示 GIST 中 PD-L1 存在免疫抑制作用[42-44]。类似的,肿瘤内 CD8+ 细胞 PD-1 的表达呈双峰分布,这提示有些患者可能比别人更多地从抗 PD-1 治疗中获益(图 2.4)[44]。在小鼠模型中,我们发现伊马替尼可以通过消除干扰素-γ 信号通路来减少 GIST 肿瘤细胞上 PD-L1 的表达水平。伊马替尼治疗后 CD8+ T 细胞 PD-1 的表达会上

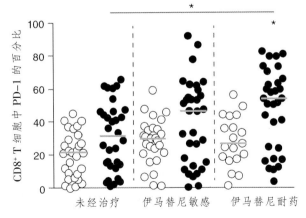

图 2.4 CD8+ T 细胞上 PD-1 在未经治疗、伊马替尼敏感和伊马替尼耐药的人类 GIST 中的表达呈双峰分布。白色圆圈代表的是患者血液中的 T 细胞;黑色圆圈代表的是肿瘤内 T 细胞(*P< 0.05)。(Republished with permission of American Association for Cancer Research, from PD-1/ PD-L1 Blockade Enhances T-cell Activity and Antitumor Efficacy of Imatinib in Gastrointestinal Stromal Tumors, Seifert AM et al., *Clin Cancer Res.* 2017.)

调,这为在 GIST 中联合应用 PD-1 检查点抑制剂和伊马替尼提供了理论依据[44]。在 Kit$^{V558del/+}$ 小鼠中,PD-L1 和 PD-1 单药治疗均无效，但与伊马替尼单药治疗相比,抗 PD-L1 或抗 PD-1 联合伊马替尼治疗均能明显减少肿瘤的重量。实际上,仅通过抑制 IDO 来改变 CD8$^+$ T 细胞与 Treg 的比值就足以与抗 PD-1 治疗产生协同作用,这些结果支持肿瘤细胞活性可以决定免疫环境表型的观点。

虽然通过检查点抑制剂来增强 T 细胞的活性取得了不错的疗效，但还有一种 T 细胞免疫治疗的方法是过继肿瘤特异性 T 细胞疗法。人工设计的 T 细胞(dTc)是一种通过将 T 细胞从外周血中分离出来,再将肿瘤特异性 T 细胞受体转染入 T 细胞,最后注入宿主的治疗方法。大多数嵌合抗原受体是针对特异性肿瘤抗原的,Katz 及同事通过反转录病毒将目前已知的唯一的 KIT 配体(即 KITL)转导入人外周血淋巴细胞以创新性地合成 dTc[45]。在这种情况下,人 T 细胞就能对 KIT$^+$ GIST 细胞特异性识别。在体外,我们发现,当把 KITL dTc 和 GIST 肿瘤细胞共培养时 dTc 的增殖能力和细胞毒性都有明显提升。在异种移植瘤小鼠模型中,与对照组小鼠相比,用 KITL dTc 治疗的小鼠肿瘤生长更慢,这说明 dTc 有细胞毒性。但 KITL dTc 在临床试验中是否有效,仍有待证实。

2.2.3　NK 细胞

Delahaye 及同事发现,25% 的 CD45$^+$免疫细胞 NKp46 免疫组化染色阳性[46]。肝转移灶内 CD56$^+$ NK 细胞数量也多于原发灶[34]。虽然文献报道的 NK 细胞浸润率存在差异,但 NK 细胞浸润及其活性与患者的生存率密切相关。在 56 例接受伊马替尼治疗的 GIST 患者中,NK 细胞表现出更多干扰素-γ 分泌的患者与那些不分泌干扰素-γ 的患者 2 年中位生存期分别为 85% 和 50%[47]。从外周血分离出来的 NK 细胞也显示,与健康对照组相比,GIST 患者 NK 细胞受体通常是免疫抑制亚型,并且其存在与患者生存期显著降低有关[46]。

同样,原发 GIST 标本中 NK 细胞浸润也是人类 GIST 的一个预后因素。通过对超过 50 例接受治疗和未接受治疗的 GIST 进行免疫组化染色,Rusakiewicz 及同事发现，不仅 T 细胞浸润率较高,NK 细胞浸润率也与无进展生存期的改善相关[40]。最后,一项临床试验发现,在联合使用促进 NK 细胞活化的 IL-2 治疗后伊马替尼及其代谢物的血清浓度会明显升高,但在纳入的这些 GIST 患者中未观察到与持续 KIT 抑制相关的客观应答[48]。NK 细胞免疫治疗在 GIST 中的应用尚需要更深入的研究。

2.3   GIST 的免疫治疗临床试验

表 2.2 列出了近年来 GIST 的免疫治疗临床试验。一项小型 Ⅰ 期临床试验证明了伊匹木单抗(抗 CTLA-4)联合达沙替尼治疗转移性 GIST 是安全的(NCT01643278)。尽管这项临床试验的主要终点是药物安全性,但在转移性 GIST 中,伊匹木单抗联合达沙替尼的治疗效果非常有限[49]。同样,在另一项伊匹木单抗联合伊马替尼治疗转移性或不可切除实体肿瘤的 Ⅰ 期临床试验中 (NCT01738139)[50],1 例 GIST 患者获得了部分缓解,肿瘤负荷减少了 40%。然而,在一个由 9 例 GIST 患者组成的扩展队列中,没有患者对该疗法有反应。值得注意的是,唯一对该疗法有反应的患者是非 KIT 突变患者, 尽管免疫组化染色高表达 KIT。在这两项临床试验中,需要注意的是,几乎所有的 GIST 患者都在试验前使用过酪氨酸激酶抑制剂,或肿瘤侵袭性高并伴有 KIT 继发性突变,或近期伊马替尼治疗失败。未来的临床试验应该更关注于在对酪氨酸激酶抑制剂敏感的这一同质性高的治疗组中联合使用抗 CTLA-4 和酪氨酸激酶抑制剂, 因为既往小鼠模型的临床前经验提示在伊马替尼敏感的疾病中联合使用伊马替尼和免疫治疗是有效的。

基于 GIST 免疫应答的临床前数据,纳武利尤单抗/伊匹木单抗(NCT02880020),培西达替尼/帕博利珠单抗(NCT02452424),以及帕博利珠单抗/epacadostat (NCT03291054)临床试验的结果备受期待。事实上,在转移性或无法手术切除的 GIST 中,一项关于纳武利尤单抗(抗 PD-1)单药治疗与纳武利尤单抗联合伊匹木单抗治疗对比的 Ⅱ 期临床试验中期分析发现,7 例患者中 3 例患者接受纳武利尤单抗单药治疗后病情稳定(临床获益率 42.8%,引自 2018 年 ASCO 年会摘要)。同样, 纳武利尤单抗联合伊匹木单抗治疗组中 2 例患者病情稳定,1 例患者部分缓解(临床获益率 42.8%)。纳武利尤单抗单药治疗组的中位无进展生存期为 8.6 个月,而纳武利尤单抗联合伊匹木单抗治疗组为 9.9 个月。这些初步结果为不可切除的 GIST 患者提供了免疫治疗的希望。而培西达替尼/帕博利珠单抗或帕博利珠单抗/epacadostat 的临床试验结果尚未被报道。

另一种免疫疗法——PEG-干扰素 α-2β 尚未被讨论过,但其在进展性 GIST 中得到的结果值得关注[51]。PEG-干扰素 α-2β 是聚乙二醇形式的 Ⅰ 型干扰素——IFNα,由抗原提呈细胞产生并能刺激 Th_1 细胞毒性免疫应答。Chen 及同事对晚期和转移性 GIST 患者使用 PEG-干扰素 α-2β/伊马替尼治疗取得了 100%

表 2.2　GIST 免疫治疗临床试验

免疫靶点	临床试验/阶段	药物	状态	备注
CTLA-4	NCT01643278/I 期	伊匹木单抗+达沙替尼	完成	剂量安全性已认定
CTLA-4	NCT01738139/I 期	伊匹木单抗+伊马替尼	完成	剂量安全性已认定 伊马替尼耐药疾病疗效有限 1 例 GIST 患者部分缓解
CTLA-4+PD-1	NCT02880020/II 期	纳武利尤单抗±伊匹木单抗	招募	期中分析 14/40 患者： →纳武利尤单药临床获益率为 42.8%(3 例稳定)；中位无进展生存期为 8.6 周 →纳武利尤单抗+伊匹木单抗临床获益率为 42.8%(1 例部分缓解,2 例稳定)；中位无进展生存期为 9.9 周
PD-1	NCT02636725/II 期	帕博利珠单抗+阿昔替尼	招募	腺泡状软组织肉瘤有效
PD-1	NCT02452424/I/II 期	帕博利珠单抗+培西达替尼	进行中	目前无结果
PD-1	NCT02406781/II 期	帕博利珠单抗+环磷酰胺	招募	期中分析:GIST 患者 6 个月无进展率为 11.1% PD-1 单药疗效有限
PD-1+IDO	NCT03291054/II 期	帕博利珠单抗+epacadostat	招募	计划纳入 31 例 GIST 患者
PD-1+CTLA-4	NCT02815995/II 期	度伐利尤单抗+曲美木单抗	招募	目前无结果 GIST 患者可纳入
树突状细胞	NCT02686944/I 期	Intuvax(ilixadencel)	招募	目前无结果
干扰素-α	NCT00585221/II 期	PEG-干扰素 α-2β+伊马替尼	完成	8 例患者 100%应答(部分或完全) 中位随访时间 3.6 年

应答率(部分+完全),中位随访时间为 3.6 年(NCT00585221)。虽然该应答率可能是由伴随的伊马替尼治疗取得的, 但对治疗后患者的血液和组织标本进行免疫组化和流式细胞分析发现, 联合治疗患者有大量产生干扰素-γ 的 CD8+ T 细胞、CD4+ T 细胞和 CD56+ NK 细胞,证明这些患者 Th₁ 免疫反应活跃。这种效应未在伊马替尼单药治疗对照组观察到,在 1 例停用 PEG-干扰素 α-2β 而继续使用伊马替尼治疗的患者中消失, 说明这种效应只与 PEG-干扰素 α-2β 免疫治疗的使用有关。该临床试验提前完成, 为更大规模的临床试验做准备。

还有一些适合 GIST 患者的针对肉瘤的免疫治疗临床试验, 包括阿昔替尼(抗 KIT/VEGF)联合帕博利珠单抗(NCT02636725)、依诺妥珠单抗(抗 B7-H3)联合帕博利珠单抗(NCT02475213)、IDO 抑制剂 GDC0919(NCT02048709)、帕博利珠单抗联合环磷酰胺(NCT02406781)[52]和度伐利尤单抗(抗 PD-L1)联合曲美木单抗(抗 CTLA-4;NCT02815995)。最后,ilixadencel(Intuvax)一种新型免疫疗法,该方法从健康供者中获取活化的同种异体树突状细胞,并将其注射到肿瘤内,以激活免疫系统,目前该方法也在招募 GIST 患者(NCT02686944)。

2.4 未来研究方向

虽然 CTLA-4 和 PD-1 已经彻底改变了我们对癌症中免疫逃逸的理解,但在 GIST 中仍有其他的免疫检查点和免疫激活受体待研究。我们和其他研究者已经发现抑制性受体 TIM-3 和 LAG3 在人类 GIST 肿瘤浸润淋巴细胞上高度上调[44,53]。关于它们在抑制 T 细胞中的作用需要更进一步的研究,因为阻断这些受体可能会产生与抗 PD-1 治疗类似的效果。同样,用针对 TNF 受体超家族的其他成员(如 OX-40、41-BB 和 GITR)的激活抗体来增强 T 细胞的活性已经在其他肿瘤模型中证实有效[54-56]。

CD47 在很多癌症中高表达并且证实其在很多肿瘤模型中能抑制免疫反应,它能将"不要吃我"信号传递给肿瘤浸润巨噬细胞以防止吞噬作用[57,58]。有必要探索 CD47 轴及其在 GIST 中的作用(其中大部分免疫细胞是巨噬细胞)。

最后,有趣的是,尽管目前认为免疫治疗的有效性和肿瘤突变负荷密切相关[59,60],但 GIST 只有一个突变,却有较多的免疫浸润细胞并且在临床前研究模型中对免疫治疗有应答。进一步研究 GIST 中的肿瘤突变负荷(或缺乏突变负荷)是如何影响免疫原性的,可能会对免疫系统如何应对癌症产生全新的认识。

总结

尽管甲磺酸伊马替尼靶向治疗已经彻底改变了 GIST 的治疗模式,但伊马替尼不是治愈性的药物。GIST 中有大量的免疫细胞浸润,并且在 GIST 小鼠模型中伊马替尼联合多种以免疫为基础的疗法(如抗 CTLA-4、抗 PD-1、抗 PD-L1 和激活 CD40)取得了不错的效果。目前仍在进行 GIST 早期免疫治疗临床试验,以评估 T 细胞检查点抑制剂联合分子靶向治疗在人类 GIST 中的获益。

（林巧卫　译　程莉莎　侯英勇　校）

参考文献

1. Chan KH, Chan CW, Chow WH, Kwan WK, Kong CK, Mak KF, et al. Gastrointestinal stromal tumors in a cohort of Chinese patients in Hong Kong. World J Gastroenterol. 2006;12(14):2223–8.
2. Ducimetiere F, Lurkin A, Ranchere-Vince D, Decouvelaere AV, Peoc'h M, Istier L, et al. Incidence of sarcoma histotypes and molecular subtypes in a prospective epidemiological study with central pathology review and molecular testing. PLoS One. 2011;6(8):e20294.
3. Goettsch WG, Bos SD, Breekveldt-Postma N, Casparie M, Herings RM, Hogendoorn PC. Incidence of gastrointestinal stromal tumours is underestimated: results of a nation-wide study. Eur J Cancer. 2005;41(18):2868–72.
4. Nilsson B, Bumming P, Meis-Kindblom JM, Oden A, Dortok A, Gustavsson B, et al. Gastrointestinal stromal tumors: the incidence, prevalence, clinical course, and prognostication in the preimatinib mesylate era--a population-based study in western Sweden. Cancer. 2005;103(4):821–9.
5. Hirota S, Isozaki K, Moriyama Y, Hashimoto K, Nishida T, Ishiguro S, et al. Gain-of-function mutations of c-kit in human gastrointestinal stromal tumors. Science. 1998;279(5350):577–80.
6. Kindblom LG, Remotti HE, Aldenborg F, Meis-Kindblom JM. Gastrointestinal pacemaker cell tumor (GIPACT): gastrointestinal stromal tumors show phenotypic characteristics of the interstitial cells of Cajal. Am J Pathol. 1998;152(5):1259–69.
7. Cavnar MJ, Wang L, Balachandran VP, Antonescu CR, Tap WD, Keohan M, et al. Rectal gastrointestinal stromal tumor (GIST) in the era of imatinib: organ preservation and improved oncologic outcome. Ann Surg Oncol. 2017;24(13):3972–80.
8. Joensuu H, DeMatteo RP. The management of gastrointestinal stromal tumors: a model for targeted and multidisciplinary therapy of malignancy. Annu Rev Med. 2012;63:247–58.
9. Heinrich MC, Corless CL, Duensing A, McGreevey L, Chen CJ, Joseph N, et al. PDGFRA activating mutations in gastrointestinal stromal tumors. Science. 2003;299(5607):708–10.
10. Corless CL, Barnett CM, Heinrich MC. Gastrointestinal stromal tumours: origin and molecular oncology. Nat Rev Cancer. 2011;11(12):865–78.
11. Rubin BP, Singer S, Tsao C, Duensing A, Lux ML, Ruiz R, et al. KIT activation is a ubiquitous feature of gastrointestinal stromal tumors. Cancer Res. 2001;61(22):8118–21.
12. Dematteo RP, Heinrich MC, El-Rifai WM, Demetri G. Clinical management of gastrointestinal stromal tumors: before and after STI-571. Hum Pathol. 2002;33(5):466–77.
13. DeMatteo RP, Lewis JJ, Leung D, Mudan SS, Woodruff JM, Brennan MF. Two hundred gastrointestinal stromal tumors: recurrence patterns and prognostic factors for survival. Ann Surg.

2000;231(1):51–8.

14. Goss GAMP, Manola J, Singer S, Fletcher CD, Demetri GD. Clinical and pathologcial characteristics of gastrointestinal stromal tumors (GIST). Prog Proc Am Soc Clin Oncol. 2000;599a:19.

15. Demetri GD, von Mehren M, Blanke CD, Van den Abbeele AD, Eisenberg B, Roberts PJ, et al. Efficacy and safety of imatinib mesylate in advanced gastrointestinal stromal tumors. N Engl J Med. 2002;347(7):472–80.

16. Antonescu CR, Besmer P, Guo T, Arkun K, Hom G, Koryotowski B, et al. Acquired resistance to imatinib in gastrointestinal stromal tumor occurs through secondary gene mutation. Clin Cancer Res. 2005;11(11):4182–90.

17. Blanke CD, Demetri GD, von Mehren M, Heinrich MC, Eisenberg B, Fletcher JA, et al. Long-term results from a randomized phase II trial of standard- versus higher-dose imatinib mesylate for patients with unresectable or metastatic gastrointestinal stromal tumors expressing KIT. J Clin Oncol. 2008;26(4):620–5.

18. Cohen NA, Zeng S, Seifert AM, Kim TS, Sorenson EC, Greer JB, et al. Pharmacological inhibition of KIT activates MET signaling in gastrointestinal stromal tumors. Cancer Res. 2015;75(10):2061–70.

19. Mahadevan D, Cooke L, Riley C, Swart R, Simons B, Della Croce K, et al. A novel tyrosine kinase switch is a mechanism of imatinib resistance in gastrointestinal stromal tumors. Oncogene. 2007;26(27):3909–19.

20. Takahashi T, Serada S, Ako M, Fujimoto M, Miyazaki Y, Nakatsuka R, et al. New findings of kinase switching in gastrointestinal stromal tumor under imatinib using phosphoproteomic analysis. Int J Cancer. 2013;133(11):2737–43.

21. Verweij J, Casali PG, Zalcberg J, LeCesne A, Reichardt P, Blay JY, et al. Progression-free survival in gastrointestinal stromal tumours with high-dose imatinib: randomised trial. Lancet. 2004;364(9440):1127–34.

22. Demetri GD, Reichardt P, Kang YK, Blay JY, Rutkowski P, Gelderblom H, et al. Efficacy and safety of regorafenib for advanced gastrointestinal stromal tumours after failure of imatinib and sunitinib (GRID): an international, multicentre, randomised, placebo-controlled, phase 3 trial. Lancet. 2013;381(9863):295–302.

23. Demetri GD, van Oosterom AT, Garrett CR, Blackstein ME, Shah MH, Verweij J, et al. Efficacy and safety of sunitinib in patients with advanced gastrointestinal stromal tumour after failure of imatinib: a randomised controlled trial. Lancet. 2006;368(9544):1329–38.

24. McCarthy EF. The toxins of William B. Coley and the treatment of bone and soft-tissue sarcomas. Iowa Orthop J. 2006;26:154–8.

25. Couzin-Frankel J. Breakthrough of the year 2013. Cancer immunotherapy. Science. 2013;342(6165):1432–3.

26. Buchbinder EI, Desai A. CTLA-4 and PD-1 pathways: similarities, differences, and implications of their inhibition. Am J Clin Oncol. 2016;39(1):98–106.

27. Brahmer J, Horn L, Jackman D, Spigel D, Antonia S, Hellmann M, et al. Five-year follow-up from the CA209-003 study of nivolumab in previously treated advanced non-small cell lung cancer (NSCLC): clinical characteristics of long-term survivors. Cancer Res. 2017;77(13 Supplement):CT077.

28. Robert C, Long GV, Brady B, Dutriaux C, Maio M, Mortier L, et al. Nivolumab in previously untreated melanoma without BRAF mutation. N Engl J Med. 2015;372(4):320–30.

29. Eggermont AM, Chiarion-Sileni V, Grob JJ, Dummer R, Wolchok JD, Schmidt H, et al. Prolonged survival in stage III melanoma with ipilimumab adjuvant therapy. N Engl J Med. 2016;375(19):1845–55.

30. Rizvi NA, Hellmann MD, Snyder A, Kvistborg P, Makarov V, Havel JJ, et al. Cancer immunology. Mutational landscape determines sensitivity to PD-1 blockade in non-small cell lung cancer. Science. 2015;348(6230):124–8.

31. Snyder A, Makarov V, Merghoub T, Yuan J, Zaretsky JM, Desrichard A, et al. Genetic basis for clinical response to CTLA-4 blockade in melanoma. N Engl J Med. 2014;371(23):2189–99.

32. Sommer G, Agosti V, Ehlers I, Rossi F, Corbacioglu S, Farkas J, et al. Gastrointestinal stromal tumors in a mouse model by targeted mutation of the Kit receptor tyrosine kinase. Proc Natl

Acad Sci U S A. 2003;100(11):6706–11.

33. Cavnar MJ, Zeng S, Kim TS, Sorenson EC, Ocuin LM, Balachandran VP, et al. KIT oncogene inhibition drives intratumoral macrophage M2 polarization. J Exp Med. 2013;210(13):2873–86.

34. Cameron S, Gieselmann M, Blaschke M, Ramadori G, Fuzesi L. Immune cells in primary and metastatic gastrointestinal stromal tumors (GIST). Int J Clin Exp Pathol. 2014;7(7):3563–79.

35. Graeme-Cook F, Bhan AK, Harris NL. Immunohistochemical characterization of intraepithelial and subepithelial mononuclear cells of the upper airways. Am J Pathol. 1993;143(5):1416–22.

36. Radzun HJ, Hansmann ML, Heidebrecht HJ, Bodewadt-Radzun S, Wacker HH, Kreipe H, et al. Detection of a monocyte/macrophage differentiation antigen in routinely processed paraffin-embedded tissues by monoclonal antibody Ki-M1P. Lab Investig. 1991;65(3):306–15.

37. van Dongen M, Savage ND, Jordanova ES, Briaire-de Bruijn IH, Walburg KV, Ottenhoff TH, et al. Anti-inflammatory M2 type macrophages characterize metastasized and tyrosine kinase inhibitor-treated gastrointestinal stromal tumors. Int J Cancer. 2010;127(4):899–909.

38. Vonderheide RH, Glennie MJ. Agonistic CD40 antibodies and cancer therapy. Clin Cancer Res. 2013;19(5):1035–43.

39. Balachandran VP, Cavnar MJ, Zeng S, Bamboat ZM, Ocuin LM, Obaid H, et al. Imatinib potentiates antitumor T cell responses in gastrointestinal stromal tumor through the inhibition of Ido. Nat Med. 2011;17(9):1094–100.

40. Rusakiewicz S, Semeraro M, Sarabi M, Desbois M, Locher C, Mendez R, et al. Immune infiltrates are prognostic factors in localized gastrointestinal stromal tumors. Cancer Res. 2013;73(12):3499–510.

41. Munn DH, Mellor AL. Indoleamine 2,3-dioxygenase and metabolic control of immune responses. Trends Immunol. 2013;34(3):137–43.

42. Bertucci F, Finetti P, Mamessier E, Pantaleo MA, Astolfi A, Ostrowski J, et al. PDL1 expression is an independent prognostic factor in localized GIST. Oncoimmunology. 2015;4(5):e1002729.

43. Blakely AM, Matoso A, Patil PA, Taliano R, Machan JT, Miner TJ, et al. Role of immune microenvironment in gastrointestinal stromal tumours. Histopathology. 2017;72(3):405–13.

44. Seifert AM, Zeng S, Zhang JQ, Kim TS, Cohen NA, Beckman MJ, et al. PD-1/PD-L1 blockade enhances T-cell activity and antitumor efficacy of imatinib in gastrointestinal stromal tumors. Clin Cancer Res. 2017;23(2):454–65.

45. Katz SC, Burga RA, Naheed S, Licata LA, Thorn M, Osgood D, et al. Anti-KIT designer T cells for the treatment of gastrointestinal stromal tumor. J Transl Med. 2013;11:46.

46. Delahaye NF, Rusakiewicz S, Martins I, Menard C, Roux S, Lyonnet L, et al. Alternatively spliced NKp30 isoforms affect the prognosis of gastrointestinal stromal tumors. Nat Med. 2011;17(6):700–7.

47. Menard C, Blay JY, Borg C, Michiels S, Ghiringhelli F, Robert C, et al. Natural killer cell IFN-gamma levels predict long-term survival with imatinib mesylate therapy in gastrointestinal stromal tumor-bearing patients. Cancer Res. 2009;69(8):3563–9.

48. Pautier P, Locher C, Robert C, Deroussent A, Flament C, Le Cesne A, et al. Phase I clinical trial combining imatinib mesylate and IL-2 in refractory cancer patients: IL-2 interferes with the pharmacokinetics of imatinib mesylate. Oncoimmunology. 2013;2(2):e23079.

49. D'Angelo SP, Shoushtari AN, Keohan ML, Dickson MA, Gounder MM, Chi P, et al. Combined KIT and CTLA-4 blockade in patients with refractory GIST and other advanced sarcomas: a phase Ib study of dasatinib plus ipilimumab. Clin Cancer Res. 2017;23(12):2972–80.

50. Reilley MJ, Bailey A, Subbiah V, Janku F, Naing A, Falchook G, et al. Phase I clinical trial of combination imatinib and ipilimumab in patients with advanced malignancies. J Immunother Cancer. 2017;5:35.

51. Chen LL, Chen X, Choi H, Sang H, Chen LC, Zhang H, et al. Exploiting antitumor immunity to overcome relapse and improve remission duration. Cancer Immunol Immunother. 2012;61(7):1113–24.

52. Toulmonde M, Penel N, Adam J, Chevreau C, Blay J-Y, Le Cesne A, et al. Combination of pembrolizumab and metronomic cyclophosphamide in patients with advanced sarcomas and GIST: A French Sarcoma Group phase II trial. J Clin Oncol. 2017;35(15_suppl):11053.

53. Komita H, Koido S, Hayashi K, Kan S, Ito M, Kamata Y, et al. Expression of immune checkpoint molecules of T cell immunoglobulin and mucin protein 3/galectin-9 for NK cell suppres-

sion in human gastrointestinal stromal tumors. Oncol Rep. 2015;34(4):2099–105.

54. Chester C, Ambulkar S, Kohrt HE. 4-1BB agonism: adding the accelerator to cancer immunotherapy. Cancer Immunol Immunother. 2016;65(10):1243–8.

55. Knee DA, Hewes B, Brogdon JL. Rationale for anti-GITR cancer immunotherapy. Eur J Cancer. 2016;67:1–10.

56. Messenheimer DJ, Jensen SM, Afentoulis ME, Wegmann KW, Feng Z, Friedman DJ, et al. Timing of PD-1 blockade is critical to effective combination immunotherapy with anti-OX40. Clin Cancer Res. 2017;23(20):6165–77.

57. Huang Y, Ma Y, Gao P, Yao Z. Targeting CD47: the achievements and concerns of current studies on cancer immunotherapy. J Thorac Dis. 2017;9(2):E168–74.

58. Liu J, Wang L, Zhao F, Tseng S, Narayanan C, Shura L, et al. Pre-clinical development of a humanized anti-CD47 antibody with anti-cancer therapeutic potential. PLoS One. 2015;10(9):e0137345.

59. Alexandrov LB, Nik-Zainal S, Wedge DC, Aparicio SA, Behjati S, Biankin AV, et al. Signatures of mutational processes in human cancer. Nature. 2013;500(7463):415–21.

60. Schumacher TN, Schreiber RD. Neoantigens in cancer immunotherapy. Science. 2015;348(6230):69–74.

61. Zhang JQ, Zeng S, Vitiello GA, Seifert AM, Medina BD, Beckman MJ, Loo JK, Santamaria-Barria J, Maltbaek JH, Param NJ, Moral JA, Zhao JN, Balachandran V, Rossi F, Antonescu CR, DeMatteo RP. Macrophages and CD8 T cells mediate the antitumor efficacy of combined CD40 ligation and imatinib therapy in gastrointestinal stromal tumors. Cancer Immunol Res. 2018;6(4):434–47.

Vaia Florou, Breelyn A. Wilky

第 **3** 章

调节性 T 细胞

3.1 引言

浸润在肿瘤微环境中的免疫细胞由多种细胞组成,包括 T 淋巴细胞、B 淋巴细胞、自然杀伤细胞(NK)、树突状细胞(DC)、肿瘤相关中性粒细胞(TAN)、肿瘤相关巨噬细胞(TAM)和骨髓来源的抑制性细胞(MDSC)。浸润肿瘤微环境的 T 细胞群由细胞毒性或效应 CD8+ T 细胞、各种亚型的 CD4+辅助性 T 细胞和免疫抑制或调节性 T 细胞(Treg)组成。其中 CD4+辅助性 T 细胞包括 Th$_1$、Th$_2$ 和 Th$_{17}$[1],这些细胞能够产生不同的细胞因子,而 Treg 能够促进肿瘤生长。

调节性 T 细胞表达转录因子 forkhead box P3(FOXP3)、CD25 和 CD4[2],在免疫耐受和抵御自体免疫疾病中起重要作用。Treg 或产生于胸腺[3],被称为天然型调节性 T 细胞;或由外周原始 CD4+ T 细胞分化而来,被称为诱导型调节性 T 细胞,在对外来抗原的免疫耐受中发挥作用。

3.2 癌症中的 Treg

免疫抑制性 T 淋巴细胞亚型存在的第一个证据出现在 1971 年,通过过继性转移抗原诱导的 T 细胞,抗原特异性免疫耐受也在小鼠模型上实现了转移[5]。天然型 Treg 在肿瘤的自身免疫耐受中起着关键作用,而诱导型 Treg 可渗透到肿瘤微环境中,并通过抑制抗肿瘤免疫促进肿瘤生长。Treg 不但影响细胞毒性和辅助性 T 细胞,也影响其他免疫细胞,如 B 细胞、NK 细胞和树突状细胞[6]。

在明确自身免疫和肿瘤免疫之间相似性的过程中,Treg 在肿瘤特异性免疫中的作用被首次揭示[7]。在正常的幼年小鼠体内,抗 CD25 抗体可以清除 CD25⁺ Treg,破坏自体肿瘤的免疫耐受,并导致肿瘤特异性效应细胞的产生和肿瘤退缩。体外培养去除了 CD25⁺、CD4⁺ T 细胞的小鼠脾脏细胞悬液可以产生类似杀伤肿瘤的效应细胞;而重新加入 Treg 能够抑制这种抗肿瘤效应[7]。在不同的小鼠模型中清除 CD25⁺ Treg 获得了类似结果,包括 5 种白血病模型、1 种骨髓瘤模型和 2 种肉瘤模型。使用抗 CD25 抗体可导致 8 种肿瘤模型中 6 种肿瘤消退,而同时加入抗 CD8 抗体后,肿瘤消退被抑制,说明 CD8⁺ T 细胞在肿瘤退缩中发挥重要作用[8]。有趣的是,当再次攻击同种肿瘤细胞后,效应 CD8⁺ T 细胞能够使肿瘤消退加速,表明在 Treg 衰竭的小鼠中建立了肿瘤特异性免疫[7,9]。在黑色素瘤[10-13]、甲基胆蒽(MCA)诱发的肉瘤[14,15]和结直肠癌[16]等小鼠肿瘤模型中,CD25⁺ Treg 的缺失对肿瘤免疫和肿瘤退缩有相似的作用。

转录因子 FOXP3 在 Treg 功能和发育中发挥主要作用。人类 FOXP3 基因突变导致罕见的 X 连锁多内分泌腺病、肠病伴免疫失调综合征(IPEX 综合征)。FOXP3 功能缺陷导致 Treg 缺乏和致命的自身侵袭性淋巴增殖,而 FOXP3 过表达可导致严重的免疫缺陷[17]。FOXP3 是 Treg 的主要分子标记物,对其调节性表型至关重要[18]。

CD25 是 Treg 的另一个关键分子,是白细胞介素-2(IL-2)受体的一个组成部分。Treg 表达 CD25、C122、CD132 等 IL-2 受体,但几乎不分泌 IL-2。IL-2 缺失的小鼠会发展成 T 细胞介导的淋巴增殖性疾病,并伴有致命的自身免疫性疾病[19]。人类缺失 CD25 也会导致类似 IPEX 综合征的免疫失调,这些都说明 IL-2 对 Treg 功能的重要性。IL-2 由活化的非调节性 T 细胞产生,并通过 CD4⁺、CD8⁺ T 细胞,B 细胞和自然杀伤细胞等不同靶点发挥不同作用。IL-2 还能够促进天然型 Treg 的维持、增殖和分化,从而通过负反馈调控维持免疫耐受[6]。

多种抑制性机制参与了 Treg 调节,其中包括细胞间接触和可溶性因子。细胞毒性 T 细胞相关抗原-4(CTLA4)和糖皮质激素诱导的肿瘤坏死因子受体家族相关基因/蛋白(GITR)通过直接抑制非 Treg 和调节抗原提呈细胞激活非 Treg 的功能,从而赋予 Treg 抑制活性[21,22]。另一方面,Treg 能够通过穿孔素依赖的细胞毒性反应,抑制活化的 CD4⁺和 CD8⁺ T 细胞、CD14⁺单核细胞和树突状细胞[23]。

此外,Treg 下调树突状细胞 CD80 和 CD86 配体的表达,降低其刺激 CD4[+] 和 CD8[+] T 细胞增殖和细胞因子产生的能力[24]。参与 Treg 功能的其他分子包括 IL-10[25]、TGF-β[26]、IL-35[27]、淋巴细胞活化基因 3(LAG3)[28]、颗粒酶 B[29]、腺苷和 cAMP[30]。

T 细胞受体(TCR)的抗原刺激也是 Treg 抑制免疫应答的关键要素[31]。当 TCR 对 Treg 与非 Treg 的抗原亲和力相同时,Treg 可以在较低的抗原浓度下发挥抑制作用。

PD-L1 是 B7 配体家族的成员[32],在 T 细胞、B 细胞、树突状细胞和巨噬细胞中表达[33]。PD-L1 过度表达是肿瘤免疫逃逸的机制之一。PD-L1/PD-1 轴抑制 T 细胞增殖和效应功能[34],直接诱导肿瘤特异性 T 细胞凋亡[35],并促进 CD4[+] T 细胞转化为 FOXP3[+] Treg(诱导型调节性 T 细胞)[36]。因此,PD-L1 是另一个在 Treg 的产生和维持中起关键作用的分子。最近一项关于脑胶质瘤患者的研究进一步显示了这一作用。接受 PD-1 抑制剂治疗后,在脑胶质瘤患者中发现了能够表达 PD-1 和分泌 IFN-γ 的耗竭且功能失调的 Treg 表型[37]。

3.3　恶性肿瘤中的 Treg 浸润

大量研究表明,在多种不同的肿瘤中存在 Treg 浸润,如头颈部[38]、肺[39]、肝[40,41]、胃/食管[42,43]、乳腺[44]、胰腺[44,45]和卵巢[46]恶性肿瘤。Treg 对大多数肿瘤的预后有意义。在乳腺癌[47]、卵巢癌[48]和胃癌[43]患者中,效应 T 细胞和 Treg 的比值低预示预后差。在肝癌和头颈部恶性肿瘤中,大量瘤内和外周血 Treg 预示着更晚的肿瘤分期和更严重的血管浸润[49,50]。

最近的一项 Meta 分析显示,高 Treg 浸润与大多数肿瘤(如宫颈癌、肾癌、恶性黑色素瘤和乳腺癌)的总生存率降低有关。肿瘤部位、分子亚型和肿瘤分期影响 FOXP3[+] Treg 的预后作用[51]。但是 Treg 的作用仍存在争议,在某些恶性肿瘤中 Treg 浸润与良好的预后相关。在结直肠癌(CRC)中这一表现更为典型,一些研究表明肿瘤中高 Treg 浸润的患者生存期长,而在正常结肠黏膜中高 Treg 的患者预后较差[52]。同样的,在错配修复(MMR)蛋白表达完整的 CRC 患者中,高 Treg 浸润与疾病生存率的提高有关[53]。在另一项针对 CRC 的研究中,Treg 不能预测预后,但患者肿瘤上皮内的 CD3[+] T 细胞密度与生存率呈正相关[54]。

3.4　肉瘤中的 Treg

Treg 在不同类型的软组织肉瘤(STS)中的浸润及其意义的研究有限(表3.1)。最早的相关研究是 GIST 的肿瘤微环境。Balachandran 等发现[55]GIST 小鼠模型中酪氨酸激酶抑制剂伊马替尼对肿瘤浸润淋巴细胞(TIL)的影响。伊马替尼可以通过降低吲哚胺 2,3-双加氧酶(IDO)水平,促进肿瘤内 FOXP3[+] Treg 细胞的减少和 CD8[+] T 细胞的数量、增殖的增加。在 91 例 GIST 患者中,FOXP3[+] Treg 细胞在 Miettinen 评分高的患者中更常见。与小鼠的实验结果相似,转移性 GIST 患者经伊马替尼治疗后,FOXP3[+] Treg 细胞数量减少[56]。此外,D'Angelo 等纳入 50 例STS 患者, 其中包含 14 例 GIST, 结果发现 75% 的 GIST 患者有 FOXP3[+] Treg 浸润,在 STS 中比例最高[57]。肿瘤深度更可能与 FOXP3[+]浸润相关($P=0.028$),而低

表 3.1　Treg 与肉瘤预后的相关研究

肉瘤类型	研究的免疫细胞	结论	参考文献
GIST(n=91)	肿瘤浸润性 FOXP3[+] Treg	Treg 在 Miettinen 评分高的 GIST 患者中更常见;与临床预后无关	[56]
软组织肉瘤 (n=50)	肿瘤浸润性 FOXP3[+] Treg	75%的患者有瘤内 Treg 浸润,其中 GIST 占比最高;与生存期无关	[57]
尤因肉瘤 (n=40)	非肿瘤骨髓 Treg 浸润	Treg 在转移性尤因肉瘤中更常见	[60]
原始神经外胚层肿瘤 (n=37)	外周血 FOXP3[+] Treg	患者的循环 Treg 比健康人群多;化学治疗后 Treg 数量减少,疾病进展时 Treg 数量增加, 但和生存期无关	[61]
软组织肉瘤 (n=109)	肿瘤浸润性 FOXP3[+] Treg	治疗后 Treg 数量减少, 但 Treg 浸润的数量和生存期无关	[65]
非 GIST 软组织肉瘤 (n=163)	肿瘤浸润性 FOXP3[+] Treg	Treg 数量与 OS 和 DFS 呈负相关;PD-L1 的表达和 FOXP3 表达呈正相关	[66]
骨肉瘤(n=86)	肿瘤浸润性 FOXP3[+] Treg	33%的患者有 Treg 浸润;与 OS 无关	[67]

OS,总生存期;DFS,无病生存期。

CD3+和 CD4+ TIL 浸润似乎与更好的总生存期相关(两者均 P=0.05)。PD-L1 的表达仅见于 6/50 的患者，其中 4 例为 GIST 患者。所有 PD-L1 阳性标本和大多数(98%)PD-L1 阴性标本都存在肿瘤浸润淋巴细胞[57]。

初发转移性尤因肉瘤(ES)患者预后不佳[58]。最初在接受化学治疗的 ES 患者中观察到淋巴细胞的预后意义，因为发现在第一周期化学治疗后第 15 天的早期淋巴细胞恢复是与更佳总生存期(OS)相关的独立预后因素[59]。ES 可能起源于骨髓的一种多能间充质前体细胞，Brinkroff 等在 40 例 ES 患者无肿瘤累及的骨髓区域中[60]，发现转移性 ES 较未转移 ES 患者的 FOXP3+ Treg 明显升高(5.0%对3.3%，P=0.01)。该研究证实骨髓可能是 ES 患者发生免疫逃逸的区域，并且 Treg的增加抑制抗肿瘤免疫反应。原始神经外胚层肿瘤(PNET)具有类似 ES 的基因易位，FOXP3+ Treg 在 PNET 患者的外周血中升高[61]，但是与 OS 没有相关性。在另一项纳入 27 例 ES 患者的研究中发现，CD8+ T 细胞肿瘤浸润对应更长的 OS，这与 ES 获得性抗肿瘤免疫作用一致[62]。

在一项包括 249 例非 GIST STS 患者的大型研究中，多因素分析显示 CD3+、CD4+、CD8+和 CD45+细胞与预后没有相关性。肿瘤内 CD20+ B 细胞浸润是良好的独立预后因素[63]，而癌周包膜中的 CD20+ B 细胞浸润却是不良的独立预后因素[64]。该研究中，肿瘤内未检测到 FOXP3+ Treg。近期发表的一篇摘要分析了欧洲地区接受新辅助化学治疗联合或不联合局部热疗的 STS 患者，较高的 TIL 细胞(CD3+、CD8+、FOXP3+和 PD-1) 与无病生存期和局部无进展生存期的提高有关[65]。治疗后，FOXP3+ Treg 明显降低，但 CD3+、CD8+、FOXP3+和 PD-1 在肿瘤中的浸润与总生存期无关。

Que 等[66]发起了一项纳入 163 例经手术治疗的非 GIST STS 患者的研究，深入研究 FOXP3+ Treg 浸润和肿瘤 PD-L1 表达的相关性。样本中 PD-L1 的表达率为 11.7%，与 FOXP3+的表达呈正相关(P<0.001)。FOXP3+ Treg 与患者年龄、肿瘤分级和肿瘤浸润深度有关。肿瘤内 Treg 与 OS 和 DFS 呈负相关。在未分化多形性肉瘤(UPS)亚型中，PD-L1 表达、FOXP3+ Treg 和 PD-L1/FOXP3 浸润与 OS 相关。通过多变量分析，与 PD-L1 阴性、低 FOXP3+ Treg 浸润的患者相比，PD-L1 阳性、高 FOXP3+ Treg 患者的 OS(P=0.047)和 DFS(P=0.002)显著缩短。

意大利的一项纳入 86 例局限性骨肉瘤患者的研究，旨在比较甲氨蝶呤、顺铂和阿霉素联合(或不联合)异环磷酰胺的治疗效果。其中，33%的患者在肿瘤诊断时存在 FOXP3+ Treg 细胞浸润，但 Treg 细胞浸润与 OS 没有相关性；缺少 CD8/

Tia1(细胞毒性 T 细胞)浸润与不良预后独立相关(P=0.02)[67]。

最后，在一项回顾性分析中发现，Treg 功能相关的 FOXP3 和 IL-2 受体基因在 UPS、平滑肌肉瘤(LMS)和某些脂肪肉瘤中高表达[68]。抗原提呈相关基因在 UPS 和 LMS 中高表达，如与 T 细胞激活相关的人类白细胞抗原基因。此外，该研究中未分化多形性肉瘤中的 T 细胞比例高于其他类型的 STS。

总体来说，Treg 在肉瘤中的预后意义尚不明确。虽然 Treg 的浸润与更高的肿瘤分级、肿瘤深度及疾病进展有关，但多数研究中都没有证实 Treg 和生存的相关性。目前缺乏有关 Treg 浸润及其与免疫微环境中其他免疫细胞相互作用的全面综合分析。此外，对于接受全身治疗，尤其是免疫治疗的患者，Treg 相关研究也有待进一步进行。

3.5 靶向 Treg

早期的肿瘤免疫治疗致力于补充激活免疫的分子，如特异性细胞因子，但最近研究重点正慢慢转向靶向抑制性分子或抑制性细胞，其中包括本节讨论的 Treg。

3.5.1 清除 Treg

在 FOXP3 发现之前，Treg 中最早发现的表面标记物是 CD25 或 IL-2 受体 α 链(IL-2Rα)，其为 Treg 的主要调控因子，也是清除 T 细胞的靶点。尽管抗 CD25 抗体在小鼠研究中有清除 Treg 细胞和抑制肿瘤生长的作用[7,8]，但在早期临床试验中将疫苗与抗 CD25 抗体[69,70]或地尼白介素[71,72]结合并没有显示出生存获益和对循环 Treg 的影响。通过 CD25 抗体清除其效应 T 细胞的方法效率不高，因此无法有效清除肿瘤微环境中的 Treg。近期在包括 MCA205 纤维肉瘤在内的多种小鼠模型中证实，Fc 优化的 CD25 抗体与 PD-1 抑制剂联合应用能够抑制瘤内 Treg 对先前使用的人源化抗体的抵抗并能协同消除肿瘤[73]。

环磷酰胺是烷化剂的一种，高剂量的环磷酰胺影响所有类型的 T 细胞，但在低剂量和稳定剂量(节拍化学治疗)下选择性地消耗 Treg，并改善小鼠恶性肿瘤[74-77]和人类恶性肿瘤[78,79]的免疫应答。IL-2 是 Treg 分化和功能的关键分子。目前包括肉瘤患者在内的临床试验正在研究环磷酰胺节拍化学治疗联合 PD-1 抑制剂(NCT 02406781)和 IL-2 抑制剂(NCT 02517918 和 NCT 02574728)的疗效。另一种化学治疗药物吉西他滨导致 Panc02 胰腺癌小鼠模型中 Treg 的耗竭并使生存率略有提高[80]。在胰腺癌小鼠模型中，吉西他滨联合 T 细胞激活因子及 PD-

1 或 CTLA-4 抑制剂提高了整体生存率,同时减少了肿瘤复发[81]。

3.5.2　阻碍 Treg 迁移

分化成熟的具有免疫抑制功能的 Treg 被称为效应 Treg 或 eTreg,这种类型的细胞能够利用 CCR4/CCL22 调控轴迁移到肿瘤部位。体外试验证明,在黑色素瘤中阻断 CCR4 能够明显减少 eTreg 在肿瘤中的浸润[82]。目前,正在开展的一项Ⅰ期临床试验(NCT 02946671),纳入包括肉瘤在内的实体肿瘤患者,术前进行Mogamulizumab(人源化 CCR4 抗体)和 PD-1 抑制剂的联合应用。

3.5.3　Treg 的功能调控

GITR 在 Treg 中高表达,并与 Treg 的分化和功能有关。体外拮抗 GITR 可消除 Treg 介导的免疫抑制[83]。在 MCA 诱导的肉瘤和 CT26 结肠癌小鼠模型中应用 GITR 抗体可诱导抗肿瘤免疫并杀伤肿瘤细胞[15]。联合应用 GITR 抗体和CTLA-4抗体具有协同作用,可以治疗晚期肿瘤。一些临床试验正在研究在实体肿瘤或血液恶性肿瘤中单独应用 GITR 抗体(NCT 01239134;NCT 02740270;NCT 02583165)或联合其他免疫治疗(NCT 02740270;NCT 03126110)的疗效。

3.5.4　抑制抗原提呈细胞的抑制性分子

IDO 是抗原提呈细胞表达的抑制分子之一,与 Treg 的调节有关。IDO+ DC 不仅促进初始 T 细胞向 Treg 的分化,而且增强了 Treg 前体细胞的抑制功能[84]。在小鼠肿瘤模型中,IDO 抑制剂与化学治疗联合应用具有抗肿瘤作用[85,86]。许多临床试验正在研究 IDO 抑制剂作为一种新的免疫调节靶点单独或与其他免疫治疗(包括 PD-1 抑制剂)或化学治疗联合应用的疗效。

3.5.5　抑制 T 细胞的抑制性分子

抗 CTLA-4、PD-1 或 PD-L1 的单克隆抗体被称为免疫检查点抑制剂,是肿瘤免疫治疗的最新突破。效应 T 细胞和 Treg 均表达 CTLA-4 和 PD-1。尽管免疫检查点抑制剂最初是为了针对增强效应 T 细胞和细胞毒性 T 细胞发挥作用,但它们对 Treg 的作用也受到越来越多的关注。抑制 CTLA-4 可以减少 Treg 和常规T 细胞之间的相互作用,从而导致小鼠体内常规 T 细胞数量增加[87]。在 MC38 和CT26 结肠腺癌小鼠模型中,CTLA-4 抑制剂选择性地清除肿瘤内 Treg[88]。免疫检查点抑制剂已经被批准用于治疗各种实体肿瘤和一些血液系统恶性肿瘤,但其在肉瘤中的应用还有待进一步研究。目前一系列包括肉瘤患者在内的临床试验正在探索单独使用免疫检查点抑制剂（NCT 02301039；NCT 0250797）或联合VEGFR 抑制剂（NCT 02636725）时 Treg 和其他生物标记物的变化。

总结

在包括软组织肉瘤在内的实体肿瘤中，调节性 T 细胞在肿瘤免疫逃逸机制中发挥重要作用。Treg 与肿瘤细胞及肿瘤微环境中的其他细胞相互作用，导致免疫耐受，并最终促进肿瘤的发展和转移。通过分泌抑制性细胞因子等多种机制抑制 DC和效应 T 细胞的功能及直接引起周围免疫细胞的细胞溶解来完成这一过程。

Treg 浸润与各种恶性肿瘤的不良预后有关，越来越多的证据表明 Treg 在肉瘤中也具有一定的作用。如果将来免疫治疗能广泛应用于肉瘤治疗，那么它们之间的联系必将被研究得更加透彻。当前，肉瘤治疗的选择仍然十分有限，肉瘤的免疫治疗仍处于临床试验阶段。虽然肉瘤具有免疫原性，但其罕见性和异质性也是开展免疫治疗所面临的难题。因此，更好地理解肿瘤微环境中不同免疫组分之间的相互作用，通过调控免疫系统促进特定免疫细胞杀灭肿瘤细胞，能够为恶性肿瘤及肉瘤的治疗带来曙光。

（张晨璐 译 苏志敏 李伟 校）

参考文献

1. Fridman WH, Pagès F, Sautès-Fridman C, Galon J. The immune contexture in human tumours: impact on clinical outcome. Nat Rev Cancer. 2012;12:298–306.
2. Hsieh C-S, Lee H-M, Lio C-WJ. Selection of regulatory T cells in the thymus. Nat Rev Immunol. 2012;12(3):157–67. https://doi.org/10.1038/nri3155.
3. Nishizuka Y, Sakakura T. Thymus and reproduction: sex-linked dysgenesis of the gonad after neonatal thymectomy in mice. Science. 1969;166:753–5.
4. Apostolou I, von Boehmer H. In vivo instruction of suppressor commitment in naive T cells. J Exp Med. 2004;199:1401–8.
5. Gershon RK, Kondo K. Infectious immunological tolerance. Immunology. 1971;21:903–14.
6. Sakaguchi S, Yamaguchi T, Nomura T, Ono M. Regulatory T cells and immune tolerance. Cell. 2008;133:775–87.
7. Shimizu J, Yamazaki S, Sakaguchi S. Induction of tumor immunity by removing CD25+CD4+ T cells: a common basis between tumor immunity and autoimmunity. J Immunol. 1999;163:5211–8.
8. Onizuka S, Tawara I, Shimizu J, Sakaguchi S, Fujita T, Nakayama E. Tumor rejection by in vivo administration of anti-CD25 (interleukin-2 receptor alpha) monoclonal antibody. Cancer Res. 1999;59:3128–33.

9. Yamaguchi T, Sakaguchi S. Regulatory T cells in immune surveillance and treatment of cancer. Semin Cancer Biol. 2006;16:115–23.

10. Jones E, Dahm-Vicker M, Simon AK, Green A, Powrie F, Cerundolo V, Gallimore A. Depletion of CD25+ regulatory cells results in suppression of melanoma growth and induction of autoreactivity in mice. Cancer Immun. 2002;2:1.

11. Steitz J, Brück J, Lenz J, Knop J, Tüting T. Depletion of CD25(+) CD4(+) T cells and treatment with tyrosinase-related protein 2-transduced dendritic cells enhance the interferon alpha-induced, CD8(+) T-cell-dependent immune defense of B16 melanoma. Cancer Res. 2001;61:8643–6.

12. Prasad SJ, Farrand KJ, Matthews SA, Chang JH, McHugh RS, Ronchese F. Dendritic cells loaded with stressed tumor cells elicit long-lasting protective tumor immunity in mice depleted of CD4+CD25+ regulatory T cells. J Immunol. 2005;174:90–8.

13. Nagai H, Horikawa T, Hara I, Fukunaga A, Oniki S, Oka M, Nishigori C, Ichihashi M. In vivo elimination of CD25+ regulatory T cells leads to tumor rejection of B16F10 melanoma, when combined with interleukin-12 gene transfer. Exp Dermatol. 2004;13:613–20.

14. Tanaka H, Tanaka J, Kjaergaard J, Shu S. Depletion of CD4+ CD25+ regulatory cells augments the generation of specific immune T cells in tumor-draining lymph nodes. J Immunother. 2002;25:207–17.

15. Ko K, Yamazaki S, Nakamura K, Nishioka T, Hirota K, Yamaguchi T, Shimizu J, Nomura T, Chiba T, Sakaguchi S. Treatment of advanced tumors with agonistic anti-GITR mAb and its effects on tumor-infiltrating Foxp3+CD25+CD4+ regulatory T cells. J Exp Med. 2005;202:885–91.

16. Golgher D, Jones E, Powrie F, Elliott T, Gallimore A. Depletion of CD25+ regulatory cells uncovers immune responses to shared murine tumor rejection antigens. Eur J Immunol. 2002;32:3267–75.

17. Ochs HD, Ziegler SF, Torgerson TR. FOXP3 acts as a rheostat of the immune response. Immunol Rev. 2005;203:156–64.

18. Fontenot JD, Gavin MA, Rudensky AY. Foxp3 programs the development and function of CD4+CD25+ regulatory T cells. Nat Immunol. 2003;4:330–6.

19. Sadlack B, Löhler J, Schorle H, Klebb G, Haber H, Sickel E, Noelle RJ, Horak I. Generalized autoimmune disease in interleukin-2-deficient mice is triggered by an uncontrolled activation and proliferation of CD4+ T cells. Eur J Immunol. 1995;25:3053–9.

20. Caudy AA, Reddy ST, Chatila T, Atkinson JP, Verbsky JW. CD25 deficiency causes an immune dysregulation, polyendocrinopathy, enteropathy, X-linked-like syndrome, and defective IL-10 expression from CD4 lymphocytes. J Allergy Clin Immunol. 2007;119:482–7.

21. Read S, Malmström V, Powrie F. Cytotoxic T lymphocyte-associated antigen 4 plays an essential role in the function of CD25(+)CD4(+) regulatory cells that control intestinal inflammation. J Exp Med. 2000;192:295–302.

22. Liao G, O'Keeffe MS, Wang G, van Driel B, de Waal Malefyt R, Reinecker H-C, Herzog RW, Terhorst C. Glucocorticoid-induced TNF receptor family-related protein ligand is requisite for optimal functioning of regulatory CD4+ T cells. Front Immunol. 2014;5:35. https://doi.org/10.3389/fimmu.2014.00035.

23. Grossman WJ, Verbsky JW, Barchet W, Colonna M, Atkinson JP, Ley TJ. Human T regulatory cells can use the perforin pathway to cause autologous target cell death. Immunity. 2004;21:589–601.

24. Kowalczyk A, D'Souza CA, Zhang L. Cell-extrinsic CTLA4-mediated regulation of dendritic cell maturation depends on STAT3. Eur J Immunol. 2014;44:1143–55.

25. Stewart CA, Metheny H, Iida N, et al. Interferon-dependent IL-10 production by Tregs limits tumor Th17 inflammation. J Clin Invest. 2013;123:4859–74.

26. Fahlén L, Read S, Gorelik L, Hurst SD, Coffman RL, Flavell RA, Powrie F. T cells that cannot respond to TGF-beta escape control by CD4(+)CD25(+) regulatory T cells. J Exp Med. 2005;201:737–46.

27. Collison LW, Workman CJ, Kuo TT, Boyd K, Wang Y, Vignali KM, Cross R, Sehy D, Blumberg RS, Vignali DAA. The inhibitory cytokine IL-35 contributes to regulatory T-cell function. Nature. 2007;450:566–9.

28. Macon-Lemaitre L, Triebel F. The negative regulatory function of the lymphocyte-activation gene-3 co-receptor (CD223) on human T cells. Immunology. 2005;115:170–8.

29. Loebbermann J, Thornton H, Durant L, Sparwasser T, Webster KE, Sprent J, Culley FJ, Johansson C, Openshaw PJ. Regulatory T cells expressing granzyme B play a critical role in controlling lung inflammation during acute viral infection. Mucosal Immunol. 2012;5:161–72.

30. Rueda CM, Jackson CM, Chougnet CA. Regulatory T-cell-mediated suppression of conventional T-cells and dendritic cells by different cAMP intracellular pathways. Front Immunol. 2016;7:216. https://doi.org/10.3389/fimmu.2016.00216.

31. Takahashi T, Kuniyasu Y, Toda M, Sakaguchi N, Itoh M, Iwata M, Shimizu J, Sakaguchi S. Immunologic self-tolerance maintained by CD25+CD4+ naturally anergic and suppressive T cells: induction of autoimmune disease by breaking their anergic/suppressive state. Int Immunol. 1998;10:1969–80.

32. Carreno BM, Collins M. The B7 family of ligands and its receptors: new pathways for costimulation and inhibition of immune responses. Annu Rev Immunol. 2002;20:29–53.

33. Yamazaki T, Akiba H, Iwai H, et al. Expression of programmed death 1 ligands by murine T cells and APC. J Immunol. 2002;169:5538–45.

34. Tseng SY, Otsuji M, Gorski K, Huang X, Slansky JE, Pai SI, Shalabi A, Shin T, Pardoll DM, Tsuchiya H. B7-DC, a new dendritic cell molecule with potent costimulatory properties for T cells. J Exp Med. 2001;193:839–46.

35. Dong H, Strome SE, Salomao DR, et al. Tumor-associated B7-H1 promotes T-cell apoptosis: a potential mechanism of immune evasion. Nat Med. 2002;8:793–800.

36. Wang L, Pino-Lagos K, de Vries VC, Guleria I, Sayegh MH, Noelle RJ. Programmed death 1 ligand signaling regulates the generation of adaptive Foxp3+CD4+ regulatory T cells. Proc Natl Acad Sci U S A. 2008;105:9331–6.

37. Lowther DE, Goods BA, Lucca LE, et al. PD-1 marks dysfunctional regulatory T cells in malignant gliomas. JCI Insight. 2016;1:e85935. https://doi.org/10.1172/jci.insight.85935.

38. Schaefer C, Kim GG, Albers A, Hoermann K, Myers EN, Whiteside TL. Characteristics of CD4+CD25+ regulatory T cells in the peripheral circulation of patients with head and neck cancer. Br J Cancer. 2005;92:913–20.

39. Wolf AM, Wolf D, Steurer M, Gastl G, Gunsilius E, Grubeck-Loebenstein B. Increase of regulatory T cells in the peripheral blood of cancer patients. Clin Cancer Res. 2003;9:606–12.

40. Ormandy LA, Hillemann T, Wedemeyer H, Manns MP, Greten TF, Korangy F. Increased populations of regulatory T cells in peripheral blood of patients with hepatocellular carcinoma. Cancer Res. 2005;65:2457–64.

41. Pedroza-Gonzalez A, Kwekkeboom J, Sprengers D. T-cell suppression mediated by regulatory T cells infiltrating hepatic tumors can be overcome by GITRL treatment. Oncoimmunology. 2013;2:e22450.

42. Ichihara F, Kono K, Takahashi A, Kawaida H, Sugai H, Fujii H. Increased populations of regulatory T cells in peripheral blood and tumor-infiltrating lymphocytes in patients with gastric and esophageal cancers. Clin Cancer Res. 2003;9:4404–8.

43. Sasada T, Kimura M, Yoshida Y, Kanai M, Takabayashi A. CD4+CD25+ regulatory T cells in patients with gastrointestinal malignancies: possible involvement of regulatory T cells in disease progression. Cancer. 2003;98:1089–99.

44. Liyanage UK, Moore TT, Joo H-G, et al. Prevalence of regulatory T cells is increased in peripheral blood and tumor microenvironment of patients with pancreas or breast adenocarcinoma. J Immunol. 2002;169:2756–61.

45. Hiraoka N, Onozato K, Kosuge T, Hirohashi S. Prevalence of FOXP3+ regulatory T cells increases during the progression of pancreatic ductal adenocarcinoma and its premalignant lesions. Clin Cancer Res. 2006;12:5423–34.

46. Curiel TJ, Coukos G, Zou L, et al. Specific recruitment of regulatory T cells in ovarian carcinoma fosters immune privilege and predicts reduced survival. Nat Med. 2004;10:942–9.

47. Bates GJ, Fox SB, Han C, Leek RD, Garcia JF, Harris AL, Banham AH. Quantification of regulatory T cells enables the identification of high-risk breast cancer patients and those at risk of late relapse. J Clin Oncol. 2006;24:5373–80.

48. Sato E, Olson SH, Ahn J, et al. Intraepithelial CD8+ tumor-infiltrating lymphocytes and a high

CD8+/regulatory T cell ratio are associated with favorable prognosis in ovarian cancer. Proc Natl Acad Sci U S A. 2005;102:18538–43.

49. Sun L, Xu G, Liao W, Yang H, Xu H, Du S, Zhao H, Lu X, Sang X, Mao Y. Clinicopathologic and prognostic significance of regulatory T cells in patients with hepatocellular carcinoma: a meta-analysis. Oncotarget. 2017;8:39658–72.

50. Drennan S, Stafford ND, Greenman J, Green VL. Increased frequency and suppressive activity of CD127 low/-Tregs in the peripheral circulation of patients with head and neck squamous cell carcinoma are associated with advanced stage and nodal involvement. Immunology. 2013;140(3):335–43.

51. Shang B, Liu Y, Jiang S, Liu Y. Prognostic value of tumor-infiltrating FoxP3+ regulatory T cells in cancers: a systematic review and meta-analysis. Sci Rep. 2015;5:15179.

52. Salama P, Phillips M, Grieu F, Morris M, Zeps N, Joseph D, Platell C, Iacopetta B. Tumor-infiltrating FOXP3+ T regulatory cells show strong prognostic significance in colorectal cancer. J Clin Oncol. 2009;27:186–92.

53. Frey DM, Droeser RA, Viehl CT, Zlobec I, Lugli A, Zingg U, Oertli D, Kettelhack C, Terracciano L, Tornillo L. High frequency of tumor-infiltrating FOXP3(+) regulatory T cells predicts improved survival in mismatch repair-proficient colorectal cancer patients. Int J Cancer. 2010;126:2635–43.

54. Sinicrope FA, Rego RL, Ansell SM, Knutson KL, Foster NR, Sargent DJ. Intraepithelial effector (CD3+)/regulatory (FoxP3+) T-cell ratio predicts a clinical outcome of human colon carcinoma. Gastroenterology. 2009;137:1270–9.

55. Balachandran VP, Cavnar MJ, Zeng S, et al. Imatinib potentiates antitumor T cell responses in gastrointestinal stromal tumor through the inhibition of Ido. Nat Med. 2011;17:1094–100.

56. Rusakiewicz S, Semeraro M, Sarabi M, et al. Immune infiltrates are prognostic factors in localized gastrointestinal stromal tumors. Cancer Res. 2013;73:3499–510.

57. D'Angelo SP, Shoushtari AN, Agaram NP, et al. Prevalence of tumor-infiltrating lymphocytes and PD-L1 expression in the soft tissue sarcoma microenvironment. Hum Pathol. 2015;46:357–65.

58. Paulussen M, Ahrens S, Burdach S, Craft A, Dockhorn-Dworniczak B, Dunst J, Fröhlich B, Winkelmann W, Zoubek A, Jürgens H. Primary metastatic (stage IV) Ewing tumor: survival analysis of 171 patients from the EICESS studies. European Intergroup Cooperative Ewing Sarcoma Studies. Ann Oncol. 1998;9:275–81.

59. De Angulo G, Hernandez M, Morales-Arias J, Herzog CE, Anderson P, Wolff J, Kleinerman ES. Early lymphocyte recovery as a prognostic indicator for high-risk Ewing sarcoma. J Pediatr Hematol Oncol. 2007;29:48–52.

60. Brinkrolf P, Landmeier S, Altvater B, Chen C, Pscherer S, Rosemann A, Ranft A, Dirksen U, Juergens H, Rossig C. A high proportion of bone marrow T cells with regulatory phenotype (CD4+CD25hiFoxP3+) in Ewing sarcoma patients is associated with metastatic disease. Int J Cancer. 2009;125:879–86.

61. Tilak TVSVGK, Sharawat S, Gupta R, Agarwala S, Vishnubhatla S, Bakhshi S. Circulating T-regulatory cells in PNET: a prospective study. Pediatr Blood Cancer. 2014;61:228–32.

62. Berghuis D, Santos SJ, Baelde HJ, Taminiau AH, Egeler RM, Schilham MW, Hogendoorn PC, Lankester AC. Pro-inflammatory chemokine-chemokine receptor interactions within the Ewing sarcoma microenvironment determine CD8(+) T-lymphocyte infiltration and affect tumour progression. J Pathol. 2011;223:347–57.

63. Sorbye SW, Kilvaer T, Valkov A, Donnem T, Smeland E, Al-Shibli K, Bremnes RM, Busund LT. Prognostic impact of lymphocytes in soft tissue sarcomas. PLoS One. 2011;6:1–10.

64. Sorbye SW, Kilvaer TK, Valkov A, Donnem T, Smeland E, Al-Shibli K, Bremnes RM, Busund L-T. Prognostic impact of peritumoral lymphocyte infiltration in soft tissue sarcomas. BMC Clin Pathol. 2012;12:5.

65. Issels R, Büclein V, Kampmann E, Knösel T, Nössner E, Subklewe M, Lindner L. Dissecting the role of tumor-infiltrating lymphocytes (TIL) in patients with high-risk soft-tissue sarcoma (STS) receiving neo-adjuvant chemotherapy (NAC) with regional hyperthermia (RHT). Ann Oncol. 2016;27:1412. https://doi.org/10.1093/annonc/mdw388.18.

66. Que Y, Xiao W, Guan Y, Liang Y, Yan S, Chen H, Li Q, Xu B, Zhou Z, Zhang X. PD-L1 expres-

sion is associated with FOXP3+ regulatory T-cell infiltration of soft tissue sarcoma and poor patient prognosis. J Cancer. 2017;8:2018–25.

67. Palmerini E, Agostinelli C, Picci P, Pileri SA, Lollini P-L, Scotlandi K, Benassi MS, Marafioti T, Ferrari S. Immune-infiltrate characterization in localized osteosarcoma patients treated within protocol ISG-OS1. J Clin Oncol. 2017;35:11025.

68. Pollack SM, He Q, Yearley JH, et al. T-cell infiltration and clonality correlate with programmed cell death protein 1 and programmed death-ligand 1 expression in patients with soft tissue sarcomas. Cancer. 2017;123:3291–304.

69. Jacobs JFM, Punt CJA, Lesterhuis WJ, et al. Dendritic cell vaccination in combination with anti-CD25 monoclonal antibody treatment: a phase I/II study in metastatic melanoma patients. Clin Cancer Res. 2010;16:5067–78.

70. Rech AJ, Mick R, Martin S, et al. CD25 blockade depletes and selectively reprograms regulatory T cells in concert with immunotherapy in cancer patients. Sci Transl Med. 2012;4:134ra62.

71. Luke JJ, Zha Y, Matijevich K, Gajewski TF. Single dose denileukin diftitox does not enhance vaccine-induced T cell responses or effectively deplete Tregs in advanced melanoma: immune monitoring and clinical results of a randomized phase II trial. J Immunother Cancer. 2016;4:35.

72. Dannull J. Enhancement of vaccine-mediated antitumor immunity in cancer patients after depletion of regulatory T cells. J Clin Invest. 2005;115:3623–33.

73. Arce Vargas F, Furness AJS, Solomon I, et al. Fc-optimized anti-CD25 depletes tumor-infiltrating regulatory T cells and synergizes with PD-1 blockade to eradicate established tumors. Immunity. 2017;46:577–86.

74. Turk MJ, Guevara-Patiño JA, Rizzuto GA, Engelhorn ME, Houghton AN. Concomitant tumor immunity to a poorly immunogenic melanoma is prevented by regulatory T cells. J Exp Med. 2004;200:771–82.

75. Ercolini AM, Ladle BH, Manning EA, Pfannenstiel LW, Armstrong TD, Machiels J-PH, Bieler JG, Emens LA, Reilly RT, Jaffee EM. Recruitment of latent pools of high-avidity CD8 + T cells to the antitumor immune response. J Exp Med. 2005;201:1591–602.

76. Motoyoshi Y, Kaminoda K, Saitoh O, Hamasaki K, Nakao K, Ishii N, Nagayama Y, Eguchi K. Different mechanisms for anti-tumor effects of low- and high-dose cyclophosphamide. Oncol Rep. 2006;16:141–6.

77. Ghiringhelli F, Larmonier N, Schmitt E, Parcellier A, Cathelin D, Garrido C, Chauffert B, Solary E, Bonnotte B, Martin F. CD4+CD25+ regulatory T cells suppress tumor immunity but are sensitive to cyclophosphamide which allows immunotherapy of established tumors to be curative. Eur J Immunol. 2004;34:336–44.

78. Ghiringhelli F, Menard C, Puig PE, Ladoire S, Roux S, Martin F, Solary E, Le Cesne A, Zitvogel L, Chauffert B. Metronomic cyclophosphamide regimen selectively depletes CD4+CD25+ regulatory T cells and restores T and NK effector functions in end stage cancer patients. Cancer Immunol Immunother. 2007;56:641–8.

79. Ge Y, Domschke C, Stoiber N, et al. Metronomic cyclophosphamide treatment in metastasized breast cancer patients: immunological effects and clinical outcome. Cancer Immunol Immunother. 2012;61:353–62.

80. Shevchenko I, Karakhanova S, Soltek S, Link J, Bayry J, Werner J, Umansky V, Bazhin AV. Low-dose gemcitabine depletes regulatory T cells and improves survival in the orthotopic Panc02 model of pancreatic cancer. Int J Cancer. 2013;133:98–107.

81. Winograd R, Byrne KT, Evans RA, et al. Induction of T-cell immunity overcomes complete resistance to PD-1 and CTLA-4 blockade and improves survival in pancreatic carcinoma. Cancer Immunol Res. 2015;3:399–411.

82. Sugiyama D, Nishikawa H, Maeda Y, et al. Anti-CCR4 mAb selectively depletes effector-type FoxP3+CD4+ regulatory T cells, evoking antitumor immune responses in humans. Proc Natl Acad Sci. 2013;110:17945–50.

83. Shimizu J, Yamazaki S, Takahashi T, Ishida Y, Sakaguchi S. Stimulation of CD25+CD4+ regulatory T cells through GITR breaks immunological self-tolerance. Nat Immunol. 2002;3:135–42.

84. Munn DH. Indoleamine 2,3-dioxygenase, Tregs and cancer. Curr Med Chem. 2011;18:2240–6.

85. Hou D-Y, Muller AJ, Sharma MD, DuHadaway J, Banerjee T, Johnson M, Mellor AL,

Prendergast GC, Munn DH. Inhibition of indoleamine 2,3-dioxygenase in dendritic cells by stereoisomers of 1-methyl-tryptophan correlates with antitumor responses. Cancer Res. 2007;67:792–801.

86. Muller AJ, DuHadaway JB, Donover PS, Sutanto-Ward E, Prendergast GC. Inhibition of indoleamine 2,3-dioxygenase, an immunoregulatory target of the cancer suppression gene Bin1, potentiates cancer chemotherapy. Nat Med. 2005;11:312–9.

87. Matheu MP, Othy S, Greenberg ML, Dong TX, Schuijs M, Deswarte K, Hammad H, Lambrecht BN, Parker I, Cahalan MD. Imaging regulatory T cell dynamics and CTLA4-mediated suppression of T cell priming. Nat Commun. 2015;6:6219.

88. Selby MJ, Engelhardt JJ, Quigley M, Henning KA, Chen T, Srinivasan M, Korman AJ. Anti-CTLA-4 antibodies of IgG2a isotype enhance antitumor activity through reduction of intratumoral regulatory T cells. Cancer Immunol Res. 2013;1:32–42.

第 4 章

肉瘤的放射治疗联合免疫治疗

Amy J. Wisdom, Yvonne M. Mowery, David G. Kirsch

4.1 引言

约50%的癌症患者需要接受放射治疗[1]。局部病灶的放射治疗主要用来实现肿瘤的局部控制,转移性肿瘤的放射治疗则主要用来减轻患者的症状,据估计,放射治疗可使约40%的癌症患者治愈[2]。大体积和(或)高级别的软组织肉瘤患者常行新辅助或辅助放射治疗,以改善肿瘤的局部控制[3-5],但小样本的随机研究表明,与单纯手术相比,放射治疗并不降低肿瘤的远处转移率[6,7]。

放射治疗(也被称为电离辐射)沿其照射路径释放能量,造成DNA损伤和细胞死亡。传统上,放射治疗被认为是一种局部定向治疗,通过在照射野内诱导细胞DNA损伤,导致细胞凋亡、坏死、有丝分裂障碍和细胞衰老,最后导致肿瘤细胞死亡。除了具有诱导肿瘤细胞死亡的作用外,放射治疗还具有免疫调节作用。40多年前,Helen Stone等证明,免疫系统有助于肿瘤放射治疗。他们发现,在同源基因的软组织肉瘤模型中,肿瘤治疗所需的照射剂量,在免疫功能缺陷的小鼠中,比在免疫功能正常的小鼠中高,这表明,免疫系统可以通过放射治疗对肿瘤的局部治疗起到促进作用[8]。更有甚者,放射治疗在远隔部位可能也会发挥潜在的抗肿瘤作用。例如,在一些远隔效应的报告中,局部照射引起全身免疫反应,导致放射野外的远处肿瘤病灶产生免疫介导的排斥反应,进一步表明放射治疗和免疫系统之间的协同作用[9,10]。因此,我们可以想象,利用放射治疗和免疫系统之间的相互作用,可以用于治疗肉瘤患者放射野外的远处病灶。

免疫疗法(包括免疫检查点抑制剂在内)依赖于患者现有的抗肿瘤免疫细胞

的激活[11,12]。在黑色素瘤或肺癌患者中观察到免疫治疗的最佳应答率,这些肿瘤通常具有高肿瘤突变负荷,因此表达了大量的新抗原[13,14]。然而,大多数这些类型的肿瘤患者对免疫单药治疗并没有反应[15,16]。临床前研究表明,单纯放射治疗可能不足以克服免疫抑制的肿瘤微环境[17]。然而,免疫治疗联合放射治疗通过协同机制刺激抗肿瘤免疫反应[18],可能扩展对免疫靶向治疗有反应的肿瘤类型,从而提高肉瘤患者的生存率。

4.2　放射治疗和抗肿瘤免疫反应

电离辐射引起的双链 DNA 断裂的后果表现为一系列信号机制激活的 DNA 损伤反应。这些双链 DNA 断裂的传感器向 ATM 激酶发出信号,ATM 激酶是一种在共济失调毛细血管扩张症中突变的蛋白质, 在共济失调毛细血管扩张症中,ATM 缺乏导致对辐射的超敏反应。此外,ATM 激酶激活下游效应物,导致 p53 肿瘤抑制蛋白稳定化,引起细胞周期停滞、DNA 损伤修复或细胞死亡。根据这种传统的肿瘤细胞放射治疗杀伤模型, 细胞死亡的程度应与 DNA 损伤的程度成正比。然而,在体内,肿瘤完全消退所需的照射剂量往往低于杀死所有癌细胞的预期剂量[19],这表明,放射治疗还通过其他机制起作用(如免疫系统的激活)。最近的临床前研究和临床数据让我们更深入地了解这些机制——放射治疗可调节免疫反应、改变肿瘤微环境,并与其他免疫刺激疗法相互协同。

传统上,放射治疗一直被认为有免疫抑制作用,部分原因是造血系统具有相对高的照射敏感性。例如,全身照射可用于清除整个造血系统,为造血干细胞移植做准备。局部放射治疗技术的改进,促进了放射治疗范围的缩小及放射治疗时间的缩短,导致在某些临床情况下,放射治疗的免疫抑制效应减少。放射治疗计划的改进和射线输出技术的进步, 使得照射剂量以更好的适形度包绕肿瘤治疗靶区,同时避开周围正常组织(包括造血细胞)。增加照射剂量率也可能减少照射时暴露于照射的循环血量[20]。传统放射治疗的分割方式为,在数周到数月内,照射25~40 次,每次 1.8~2Gy。体部立体定向放射治疗(SBRT)出现后,我们可以通过很少的照射次数(通常为 1~5 次)进行高剂量的照射,这样可能减少常规放射治疗模式的免疫抑制,某些情况下,甚至有促炎作用[21]。虽然放射治疗技术的进步提高了肿瘤高剂量照射的精确输送,但放射治疗导致的免疫系统损耗仍然是放射治疗联合免疫疗法需要关注的问题,不过其影响可能不如全身化学治疗显著[22,23]。

在免疫系统完整的情况下，放射治疗的效果会增强。在一项早期研究中，Lee等证明了免疫系统在肿瘤放射治疗反应中的作用。他们发现，在同源基因小鼠乳腺癌和黑色素瘤模型中，CD8[+] T 细胞能够介导消融放射治疗的局部效应[24]。他们还进一步证明，在这些模型中，CD8[+] T 细胞能够介导清除放射野以外的远处转移[24]。与免疫系统增强放射治疗疗效的概念一致，在头颈部癌治疗前的标本中，肿瘤浸润 T 细胞数量较多，这与根治性放射化学治疗的治疗反应较好具有相关性[25]。此外，局部照射可将对免疫治疗无反应的"冷肿瘤"转化为"热肿瘤"，促发免疫刺激因子的分泌和 CD8[+] T 细胞的浸润[26,27]。这些观察研究导致以下认识——在免疫反应已存在的情况下，放射治疗是最有效的，并且放射治疗也能促进先前非炎性的肿瘤产生免疫反应。

传统肿瘤疫苗的开发包括识别肿瘤抗原，这些抗原通常是患者特异性的，能够诱导强烈的免疫反应[28]。放射治疗被称为"原位疫苗"，因为它能促进免疫原性细胞死亡，改善抗原提呈细胞（APC）的启动，激活效应 T 细胞反应（图 4.1）[29]。这种原位疫苗可能以患者个体特异性的方式诱导肿瘤新抗原的免疫反应，但不需要我们专门为每例患者开发个性化的疫苗而耗费大量人力、成本和时间。相反，当放射治疗触发肿瘤相关抗原的交叉提呈时，垂死的肿瘤细胞就能够充当疫苗。放射治疗也能将低免疫原性肿瘤转化为炎性"热肿瘤"，并增加对免疫治疗产生反应的可能性（如免疫检查点阻断）[26,30,31]。肿瘤抗原诱导全身免疫，可能导致同时出现原发肿瘤的清除和照射野外远处转移灶的远隔效应，从而获得持久的肿瘤治愈。

虽然在常规放射治疗和高剂量消融放射治疗后，偶尔会有远隔效应的出现，但为了刺激远隔效应的发生，我们仍然还需要进一步确定放射治疗的最佳剂量、时间和照射病灶[9]。虽然放射治疗引起的急性 DNA 损伤反应在治疗后数分钟内就开始，但远隔效应通常会延迟至放射治疗后 6 个月才出现，这意味着此现象并不是由单一事件所引发，而是一连串的免疫反应所导致，最终达到持续的抗肿瘤效应[9,32]。在软组织肉瘤患者中，约 50% 的大体积、高级别肿瘤会发生肺转移，其远隔效应的潜在影响很大[33]。在这些患者中，局部肿瘤得到控制的情况下出现转移表明原发肿瘤治疗时微转移已经存在。在原发肿瘤的放射治疗过程中，诱导系统性抗肿瘤免疫反应有可能改善肉瘤患者的长期生存率。对肉瘤患者放射治疗前和放射治疗后活检标本的比较表明，照射中位剂量为每天 50Gy（单次 2Gy）时，可诱导肿瘤内免疫效应基因特征性表达，同时减少吲哚胺 2,3-双加氧酶 1

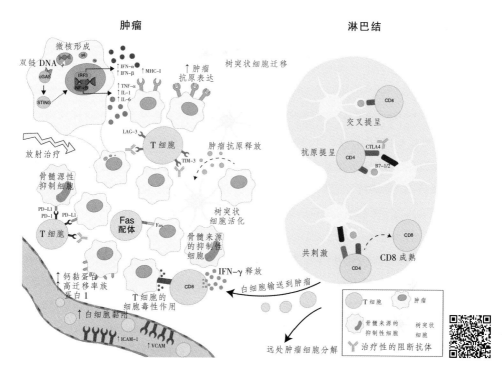

图 4.1　放射治疗激活炎症通路、T 细胞启动和效应 T 细胞功能。放射治疗诱导双链 DNA 断裂，导致有丝分裂过程中微核的形成。当细胞分裂时，微核中的双链 DNA 被释放到细胞质中，激活 cGAS-STING 通路。这将诱导产生 NF-κB 和 IRF3 介导的炎性细胞因子。这些细胞因子（包括干扰素 α 和干扰素 β）增加 MHC Ⅰ 在肿瘤细胞上的表达。MHC Ⅰ 抗原的提呈增加，死亡肿瘤细胞的抗原释放，以及其他放射治疗诱导的炎性细胞因子（如 TNF-α）均能够刺激树突状细胞成熟，抗原提呈和迁移至引流淋巴结。在淋巴结内，树突状细胞直接向 CD4⁺辅助性 T 细胞提呈抗原，并与 CD8⁺ T 细胞交叉提呈抗原。然后，CD8⁺ T 细胞被招募到肿瘤中，它们可通过细胞毒性效应物活性或 Fas/Fas 配体依赖机制直接杀死肿瘤细胞。肿瘤微环境中的骨髓来源的抑制性细胞（MDSC）抑制效应 T 细胞的功能。免疫检查点（如 LAG-3、TIM-3、PD-1 和 CTLA-4）可降低 T 细胞的抗肿瘤活性，但治疗性的阻断抗体可恢复 T 细胞活性。↑ICAM-1，上调细胞间黏附分子-1；↑VCAM，上调血管细胞黏附分子。

（IDO1）、转化生长因子-β（TGF-β）、白细胞介素-10（IL-10）、程序性细胞死亡蛋白-1（PD-1）和程序性死亡配体-1（PD-L1）等免疫抑制标记物的表达[34]。此项研究表明，软组织肉瘤的肿瘤微环境可诱发放射治疗介导的免疫反应，而放射治疗结合免疫治疗作为一种新的肉瘤治疗方式，具有潜在的治疗获益。

　　刺激抗肿瘤免疫反应的过程，需要多个连续和协同的步骤，其中多个步骤是通过放射治疗得以增强(见图 4.1 的概述)。树突状细胞(DC)的成熟和激活需要其暴露于肿瘤抗原和炎症细胞因子的刺激。放射治疗通过诱导肿瘤细胞死亡，增加肿瘤抗原释放[35]和肿瘤微环境中促炎细胞因子的产生[36]，从而促进了 DC 的成熟[37,38]。此外，放射治疗增加免疫蛋白酶体多个亚基的表达，蛋白酶体将肽降解成碎片，使其可被免疫系统识别，从而增加 CD8[+] T 细胞的识别及对照射目标的裂解[39]。与直接提呈相比，从 DC 到 T 细胞的交叉提呈需要更高浓度的可用抗原[40]，而放射治疗诱导的细胞死亡增加了达到这个阈值的可能性。

一旦 APC 遇到抗原，它们就会进入淋巴结以刺激效应 T 细胞反应。放射治疗可促进 APC 向淋巴结迁移，增强 DC 活化和与 T 细胞的共刺激[37,41]。此外，放射治疗还会诱导肿瘤细胞分泌细胞因子和趋化因子，从而促进 T 细胞向肿瘤瘤床的聚集[42]。例如，肉瘤细胞在单剂量照射 5Gy 后，会增加促炎细胞因子肿瘤坏死因子-α(TNF-α)的释放[43]。放射治疗还可能通过使紊乱的肿瘤血管正常化而增加 T 细胞浸润，从而促进淋巴细胞浸润和肿瘤消退[44,45]。放射治疗增强了 T 细胞对靶向肿瘤细胞的识别能力，并增加了其细胞毒性[41,46]。在照射作用下，主要组织相容性复合体(MHC)Ⅰ类分子上调，这种上调以剂量依赖性的方式发生，并可能导致原来在肿瘤细胞上不会呈现的蛋白质的出现，从而进一步促进细胞毒性 T 细胞的识别和裂解[46-48]。此外，放射治疗可以改变、减少或消除免疫抑制细胞类型[如抑制抗肿瘤免疫反应的肿瘤相关巨噬细胞[49]和骨髓来源的抑制性细胞(MDSC)[50]]，从而促进更强的 T 细胞反应。此外，重要的是，放射治疗也显示出免疫抑制作用。例如，放射治疗还可刺激免疫抑制细胞因子转化生长因子 TGF-β 的释放[51,52]，其可抑制树突状细胞和 CD8[+]效应细胞的活性，同时诱导 CD4[+]细胞分化为调节性 T 细胞(Treg)[53]。为了通过免疫系统加强肿瘤控制的效果，放射治疗的免疫刺激效应必须超越这些免疫抑制作用，这就需要我们在放射治疗联合免疫治疗时优化照射剂量和照射时间。

自 20 世纪初首次应用放射治疗以来，临床和临床前研究都集中于确定最佳的照射剂量和剂量分割，以增加肿瘤细胞的杀伤作用，改善肿瘤的局部控制，并尽量减少正常组织的损伤。直到最近，放射治疗分割次数和累积剂量对肿瘤免疫原性的影响才在制订治疗策略时得到关注。放射治疗免疫反应的大小、持续时间和质量，在一定程度上取决于传递至肿瘤和造血系统的分次照射剂量和总剂量的大小。很少有研究在相同的肿瘤类型中直接比较不同的放射治疗次数分割方案，现有的研究报告结果也相互矛盾。尽管一些研究表明，大分割(单次 6~8Gy)

照射可以更有效地产生抗肿瘤免疫反应[54,55]，但其他研究则发现，大分割照射方案产生的抗肿瘤免疫反应比 15Gy 的单次大剂量要低[56]。目前，放射治疗后产生抗肿瘤免疫的理想放射治疗分割方案和最佳的免疫治疗时机等问题仍呈现为开放状态，需要我们进一步的调查研究。事实上，理想的免疫治疗联合放射治疗方案，可能与肿瘤的类型和部位、患者的特征，以及特定的免疫治疗方案均有关。

4.3　放射治疗联合免疫治疗的临床前证据

放射治疗会损伤 DNA，这可能导致暂时的细胞周期阻滞、永久生长停止（老化），或细胞死亡。虽然照射可导致各种方式的细胞死亡（包括凋亡、细胞坏死、坏死性凋亡、程序性细胞死亡和有丝分裂障碍），但每种细胞的死亡方式对肿瘤放射治疗反应的相对贡献可能取决于癌症的特定类型，以及特定基因突变的存在或缺失。凋亡是一种程序性细胞死亡，其炎性程度低于细胞坏死或坏死性凋亡，它会导致细胞膜破裂和细胞内容物释放。虽然传统上认为，凋亡的免疫原性较差，但放射治疗可诱导凋亡前的细胞，让其表面的钙网蛋白在凋亡前暴露于细胞表面，从而刺激免疫原性细胞死亡和 DC 吞噬肿瘤细胞[57]。另外，坏死（但不是凋亡）已被证明能够触发肿瘤分泌染色质结合因子高迁移率族蛋白 1（HMGB1），促进炎症发生和单核细胞活化[58]。钙网蛋白和 HMGB1 都是损伤相关分子模式（DAMP），它们可招募树突状细胞，刺激抗原到 $CD8^+$ T 细胞的交叉提呈。通过核苷酸寡聚化域（NOD）样受体识别放射治疗诱导的 DMAP 和病原体相关分子模式（PAMP），导致炎性小体的组装（炎性小体是一种激活 caspase-1 的大型多蛋白复合物）[59-61]。然后，caspase-1 将炎症前体蛋白裂解成活性形式，导致细胞裂解，并释放出 IL-1 活化因子等促炎细胞因子，这一细胞死亡过程被称为程序性细胞死亡[62]。通过放射治疗来调节这些炎症分子的感应，则有可能增强抗肿瘤的免疫反应。当未修复的双链 DNA 细胞在有丝分裂过程中断裂时，就会发生有丝分裂突变，这可能导致含有双链 DNA 的微核形成和细胞死亡。将这种双链 DNA 释放到细胞质中，可刺激胞质 DNA 传感器——循环 GMP-AMP 合酶（cGAS），从而诱导由干扰素基因刺激因子（STING）介导的固有免疫应答[32,63]。

4.3.1　放射治疗刺激固有免疫和获得性免疫

放射治疗诱导干扰素相关基因表达，包括干扰素 α、干扰素 β 和干扰素 γ

（IFN-α、IFN-β 和 IFN-γ）。Ⅰ型干扰素（IFN-α 和 IFN-β）的分泌，促进了 DC 的成熟，这是激活效应 T 细胞所必需的。这些效应 T 细胞返回肿瘤，分泌干扰素 γ，促进细胞毒性反应，减少肿瘤内免疫抑制。放射治疗依赖于Ⅰ型干扰素系统来诱导固有免疫和获得性免疫[36]。在细胞核 DNA 释放到细胞质时，放射治疗引起的 DNA 损伤可激活病毒感应通路。胞浆 DNA 和 RNA 都能激活 STING，从而激活干扰素调节因子 3（IRF3）和 NF-κB，驱动一连串促炎基因的转录（包括 IFN-α 和 IFN-β）。对放射治疗激活抗肿瘤免疫反应而言，STING、cGAS 和 IFN-β 都是必不可少的[31,64,65]。

　　抗原提呈通路中的分子下调是对免疫治疗抵抗的一种常见机制，包括 MHC Ⅰ 和 MHC Ⅱ，以及 MHC 组成部分 β2 微球蛋白[47,66,67]。放射治疗诱导产生 IFN-β，其能够上调肿瘤细胞的 MHC Ⅰ 表达和抗原提呈[64,68]。在 PD-1 抑制剂治疗抵抗的黑色素瘤模型中，放射治疗介导的干扰素 β 诱导过程上调了 MHC Ⅰ 的表达，从而恢复了对抗 PD-1（αPD-1）治疗的反应[31]。这项研究表明了一种机制，即放射治疗可以克服免疫治疗的耐药性，潜在地增加了多种肿瘤类型的治疗敏感性，而原来这些肿瘤对单独的免疫检查点抑制治疗是抵抗的。对肉瘤细胞系和新鲜肉瘤活检标本的体外研究表明，照射后细胞表面的 MHC Ⅰ 及先前无法检测到的肿瘤-睾丸抗原的表达都增加了[46]。该研究还比较了放射治疗前后软组织肉瘤患者的配对活检结果，结果显示放射治疗后肿瘤浸润 CD8+ T 细胞增多[46]，为肉瘤的放射治疗诱导抗肿瘤免疫反应提供了证据。

　　虽然放射治疗可以在体内促进 T 细胞的发育及识别肿瘤抗原，但是单独放射治疗往往不能产生长期的抗肿瘤免疫。事实上，单独放射治疗可上调骨髓细胞和肿瘤细胞的 PD-L1 表达，为联合抗 PD-1 或抗 PD-L1 的免疫治疗提供进一步的依据。例如，在同源基因小鼠黑色素瘤模型中，单用放射治疗（20Gy）、抗 CTLA-4 疗法和抗 PD-1 疗法均不足以达到 20% 以上的有效率[18]。然而，这 3 种治疗方法相结合，可在 80%~100% 的小鼠中产生持久的疗效，因为这种方式通过非冗余免疫机制，提高了抗肿瘤 T 细胞反应。具体而言，抑制 PD-1 逆转了 T 细胞耗竭，增加了 CD8+ 与 Treg 的比值，改善了寡克隆 T 细胞的扩增；CTLA-4 抑制剂抑制了 Treg，后者与软组织肉瘤预后不良相关[69]。通过增加肿瘤抗原的释放和提呈及增强瘤内 T 细胞受体（TCR）库的多样性，放射治疗可与抑制 PD-1 和 CTLA-4 免疫检查点通路的抗体产生协同作用[18]。此外，放射治疗和免疫检查点抑制剂联合治疗的协同作用可产生长期的免疫记忆，抵抗肿瘤的复发[70,71]。

除了对肿瘤细胞的影响外, 放射治疗还可能改变免疫抑制的肿瘤微环境, 提高免疫检查点抑制剂的效果。例如, 在小鼠结肠癌模型中, 给予大剂量放射治疗导致肿瘤 MDSC 耗竭, 从而增加了 CD8[+] T 细胞的浸润[50]。另一项研究主要针对结肠癌和乳腺癌同种异体移植模型的小鼠, 结果发现, PD-1 抑制剂联合放射治疗消除了 PD-L1 表达 MDSC, 不仅有助于原发肿瘤的持久治愈, 而且增加对肿瘤复发的抵抗[72]。在小鼠肉瘤中, 巨噬细胞含量较高的肿瘤需要较高的照射剂量才能实现局部肿瘤控制[73], 这表明肿瘤微环境中存在着另一个可能的免疫治疗靶点。

为了产生持久的抗肿瘤免疫反应, 理想的照射剂量和分割方案仍然充满争议, 需要我们积极研究。Lee 等发现, 在移植小鼠黑色素瘤模型中, 20Gy×1 次或 15Gy×3 次的照射后, 肿瘤生长延迟具有可比性, 两种方案的放射治疗活性均依赖于 CD8[+] T 细胞的活性[24]。然而, 另一项使用相同黑色素瘤模型的研究表明, 与 15Gy×1 次相比, 3Gy×5 次对肿瘤生长没有明显的抑制作用[56]。在 20Gy×1 次、8Gy×3 次或 6Gy×5 次联合抗 CTLA-4 治疗的同源乳腺癌小鼠模型中, 只有 8Gy×3 次和 6Gy×5 次的分割方案能刺激肿瘤的远隔效应, 但 3 种方案导致受照射肿瘤的生长延迟的效果相似[54]。这些结果提示, 至少在该模型中, 分次放射治疗方案联合抗 CTLA-4 可能会更有效地刺激全身抗肿瘤免疫反应。最近的一项研究表明, 随着剂量从 5Gy 增加到 12Gy, 放射治疗的免疫刺激作用变得更强, 而每次照射剂量如超过 12Gy, 则会产生免疫抑制[55]。如上所述, 照射诱导的胞浆 DNA 可诱导 Ⅰ 型干扰素介导的免疫应答。然而, 当每次照射剂量超过 12Gy 时, 则会诱导 DNA 外切酶 TREX 1 降解胞浆 DNA。这可能会减弱放射治疗的促炎反应, 而这种反应在免疫检查点抑制剂疗法产生远隔效应的过程中又是必不可少的 [55]。表 4.1 总结了不同的放射治疗分割方案 (放射治疗联合或不联合免疫治疗), 均为具有代表性的临床前研究。

对于持久的治疗性抗肿瘤免疫反应的产生, 其影响因素除了放射治疗的剂量分割外, 还有联合免疫治疗的时机。一项研究发现, 放射治疗联合 PD-L1 抑制剂是有效的, 但放射治疗结束后 1 周使用 PD-L1 抑制剂治疗, 并不比单独放射治疗更有效[71]。最佳的时机也取决于与放射治疗结合的免疫治疗药物类型。例如, 在放射治疗开始前, 给予抗 CTLA-4 抗体治疗是最有效的。然而, 对于免疫刺激物 OX40 竞争性抗体治疗, 如放射治疗引起抗原提呈增加, 放射治疗 24 小时后再给予才是最有效的[74]。这些数据充分表明, 免疫系统和放射治疗之间相互作用具有复杂性, 同时也说明, 在设计一个合理的治疗组合时, 掌握具体方案中免疫治疗机制的重要性。

表 4.1　放射治疗联合或不联合免疫检查点阻断疗法的代表性临床前研究

参考文献	肿瘤模型	放射治疗剂量分割	免疫治疗	评论
[54]	TSA 乳腺癌和 MCA38 结肠癌	20Gy×1、8Gy×3 或 6Gy×5	抗 CTLA-4	抗 CTLA-4 和同步分次放射治疗观察到远隔效应,而单次放射治疗观察不到
[55]	TSA 乳腺癌	8Gy×1、8Gy×3 或 30Gy×1	抗 CTLA-4	8Gy×3 次和 30Gy×1 次对控制受照射肿瘤同样有效;仅在 8Gy×3 次放射治疗的小鼠中加入抗 CTLA-4,可实现未照射肿瘤的完全持久消退(远隔效应)
[56]	B16 黑色素瘤	15Gy×1 或 3Gy×5	无额外治疗	两种剂量都能启动 T 细胞,但只有 15Gy×1 次延迟肿瘤生长
[24]	B16 黑色素瘤	20Gy×1、15Gy×3 或 5Gy×4	无额外治疗	20Gy×1 次和 15Gy×3 次具有可比性,但 CD8+耗尽后效果消失（第 0、4、8 天);5Gy×4 次显示出更差的肿瘤生长延迟效应
[70]	GL261 胶质瘤	10Gy×1	抗 PD-1	仅放射治疗和抗 PD-1 治疗组存在长期生存;放射治疗增加 CD8+/Treg 比值
[71]	CT26 结肠癌	2Gy×5	每周 3 次抗 PD-L1,最长 3 周	抗 PD-1 治疗与放射治疗同时给予(而非序贯给予)可改善生存
[18]	B16 黑色素瘤	20Gy×1	抗 PD-1 和抗 CTLA-4	放射治疗、抗 PD-1 和抗 CTLA-4 三联疗法对80%的小鼠有效,如放射治疗前或放射治疗同时给予抗 CTLA-4,则结果类似
[72]	TUBO 乳腺癌和 MC38 结肠癌	TUBO:12Gy×1 MC38:20Gy×1	抗 PD-L1	放射治疗增加 PD-L1 表达;抗 PD-L1 药物通过 CD8+ 依赖机制增强放射治疗效果
[41]	B16-OVA 黑色素瘤和 MC38-OVA 结肠癌	12Gy×1	抗 PD-1	联合抗 PD-1 时,放射治疗增强抗原提呈、T 细胞浸润和抗原特异性免疫
[74]	CT26 结肠癌	20Gy×1	抗 CTLA-4 抗 OX40(竞争性)	在放射治疗前使用抗 CTLA-4 最有效;OX40 竞争性抗体在放射治疗后 1 天用最有效

4.3.2　支持放射治疗联合免疫治疗的临床证据

有关远隔效应的病例报告[9]和前景良好的临床前数据,均有助于我们了解放射治疗的免疫刺激作用。迄今为止,放射治疗联合免疫治疗的临床经验主要集中在阻断 CTLA-4 和 PD-1/PD-L1 通路上。CTLA-4 抑制剂伊匹木单抗是第一个在癌症治疗中被批准的免疫检查点抑制剂,大多数已发表的放射治疗联合免疫治疗的临床数据都使用了这种组合方式。此外,黑色素瘤和非小细胞肺癌(NSCLC)等肿瘤患者成为这些研究的主要焦点,这是因为免疫检查点抑制剂刺激抗原特异性 T 细胞反应,而这些肿瘤的突变负荷相对较高,因而有更多潜在的新抗原可以被免疫系统识别。例如,宾夕法尼亚大学的 Ⅰ 期前瞻性临床试验,将大分割放射治疗联合伊匹木单抗应用于黑色素瘤患者的单个转移病灶上(肺/骨 8Gy×2 次或 8Gy×3 次;肝/皮下 6Gy×2 次或 6Gy×3 次)[18]。未接受照射的病灶被用来评估远隔效应,18%的患者有部分反应,而在无反应的患者中,18%的患者病情稳定,64%的患者疾病进展。与单用伊匹木单抗治疗 24 个月的总生存率为 23%的历史对照比较[15],放射治疗联合伊匹木单抗的总生存率为 35%(中位随访时间为 18.4~21.3 个月)[18],这表明,这种联合治疗模式值得进一步研究。这些结果,以及上文讨论的临床前数据,已引起了人们极大的兴趣,并随之开展大量的临床试验,用来测试放射治疗联合免疫检查点抑制剂的效果。

虽然目前正在进行的检测放射治疗联合免疫疗法的临床试验有 100 多项,但目前获得的结果有限。表 4.2 总结了其中一些有代表性的试验,包括两项正在进行的 Ⅲ 期临床试验。Kang 等最近发表了一篇综述,文中提供了一个全面的列表清单和讨论,针对的是正在进行的放射治疗联合各种免疫治疗的试验,免疫治疗包括靶向 PD-1、CTLA-4、粒细胞-巨噬细胞集落刺激因子(GM-CSF)、TNF-α 和白细胞介素-2(IL-2)的药物[75]。研究者从一项检测放射治疗和免疫治疗有效性的前瞻性研究中得到一组数据,其是对 KEYNOTE-001 试验的二次分析,抑制 PD-1 的抗体——帕博利珠单抗的 Ⅰ 期试验有助于 FDA 批准其治疗转移性 NSCLC。在亚组分析中,Shaverdian 等发现,使用帕博利珠单抗之前,接受放射治疗患者的无进展生存期和总生存期都比未行放射治疗者更长(4.4 个月和 10.7 个月对 2.1 个月和 5.3 个月)[76]。这些数据被解释为支持放射治疗与免疫治疗具有协同效应的观点。然而,有必要进行额外的前瞻性试验,比较单纯免疫治疗和放射治疗后行免疫治疗的疗效,以确定先放射治疗是否能提高后续帕博利珠单抗或其他免疫治疗的疗效。

表 4.2 放射治疗联合免疫检查点抑制治疗的代表性临床试验举例

NCT 编号（研究机构）	题目，分期	肿瘤类型	放射治疗剂量	免疫治疗药物	评论
NCT01996202（Duke University/Bristol-Myers Squibb）	伊匹木单抗治疗和放射治疗预后不良黑色素瘤的初步研究，I 期	黑色素瘤	EBRT，2.25~3Gy，14~18 次	伊匹木单抗	评估急性和晚期放射治疗毒性和免疫相关不良事件的发生率
NCT02239900（MD Anderson Cancer Center/Bristol-Myers Squibb）	伊匹木单抗治疗和体部立体定向放射治疗进展期实体肿瘤，I 期/II 期	肝癌和肺癌	SBRT，12.5Gy×4 次	伊匹木单抗	评估联合 SBRT 时，伊匹木单抗的最大耐受剂量
NCT0260838（University of Chicago）	进展期实体肿瘤中帕博利珠单抗（阻断 PD-1）联合体部立体定向放射治疗的研究，I 期	非小细胞肺癌或其他进展期实体肿瘤	SBRT，3 次或 5 次	帕博利珠单抗	评估各种转移部位联合帕博利珠单抗治疗时的 SBRT 推荐照射剂量
NCT0230399（University of Pennsylvania）	RADVAX：在进展期和转移性癌症患者中，应用帕博利珠单抗联合大分割放射治疗的分层 I 期试验，I 期	转移癌	SBRT，6~8Gy，2~3 次	帕博利珠单抗	对于经过抗 PD-1 或其他全身性治疗而出现进展的转移性癌症患者，给予放射治疗
NCT02305186（MD Anderson Cancer Center, University of Virginia）	帕博利珠单抗在可切除或潜在可切除的胰腺癌中的安全性和免疫效应，I 期/II 期	胰腺癌	新辅助 EBRT，1.8Gy×28 次	帕博利珠单抗	将评估切除的组织中的肿瘤浸润淋巴细胞
NCT02768558（RTOG Foundation, Inc., Bristol-Myers Squibb）	局部进展期非小细胞肺癌采用顺铂和依托泊苷+放射治疗，随后纳武利尤单抗治疗，III 期	非小细胞肺癌	2Gy×30 次	纳武利尤单抗对安慰剂	随机 III 期试验评估 PFS 和 OS

（待续）

表 4.2(续)

NCT 编号(研究机构)	题目,分期	肿瘤类型	放射治疗剂量	免疫治疗药物	评论
NCT02617589 (Bristol-Myers Squibb, Ono Pharmaceutical Co.)	一项针对新诊断的胶质母细胞瘤患者的试验性免疫治疗研究,将纳武利尤单抗与替莫唑胺进行比较,两者均与放射治疗一起使用,III期	胶质母细胞瘤	2Gy×30 次	纳武利尤单抗对替莫唑胺	随机 III 期试验,评估放射治疗联合纳武利尤单抗或替莫唑胺的 OS
NCT03116529 (University of Maryland)	高危软组织肉瘤(NEXIS)的新辅助治疗:德瓦鲁单抗和曲美木单抗+放射治疗	软组织肉瘤	新辅助 EBRT, 2Gy×25 次, 先行 15Gy 的空间分割(网格)放射治疗(针对大体积肿瘤)	德瓦鲁单抗和曲美木单抗	评估新辅助 PD-1 和 CTLA-4 联合阻断疗法+放射治疗的安全性
NCT03092323 (Sarcoma Alliance for Research Through Collaboration, Stand Up to Cancer)	SU2C-SARC032:局限性高危肢体软组织肉瘤的 II 期随机对照试验,新辅助帕博利珠单抗联合放射治疗和辅助帕博利珠单抗治疗,II 期	未分化多形性肉瘤和去分化/多形性脂肪肉瘤	新辅助 EBRT, 2Gy×25 次	帕博利珠单抗	随机化单纯新辅助放射治疗组和新辅助放射治疗+帕博利珠单抗+辅助帕博利珠单抗组,评估无病生存期

EBRT,外照射放射治疗;SBRT,体部立体定向放射治疗;PFS,无进展生存期;OS,总生存期。

4.4 肉瘤中的放射治疗和免疫治疗

目前,对于局限性的大体积、高级别肉瘤,其治疗手段包括放射治疗、手术,在某些情况下,还包括化学治疗。很少有研究探讨肉瘤的免疫治疗。为了确定哪些亚型的肉瘤最有可能响应免疫治疗,Pollack 等通过 TCR 测序、基因表达分析和组织学/免疫组化评估,对 81 个人体软组织肉瘤标本进行了分析[77]。基因复杂的肉瘤,如未分化多形性肉瘤(UPS)和平滑肌肉瘤,表现出抗原提呈通路和 T 细胞相关基因的最高水平。UPS 也表现出最大程度的 T 细胞浸润,而这些 T 细胞比滑膜肉瘤或脂肪肉瘤中的浸润性 T 细胞更寡克隆。这些数据表明,基因型复杂的软组织肉瘤可能更容易响应免疫疗法。事实上,在一项针对 6 例滑膜肉瘤患者的初步研究中,伊匹木单抗治疗并没有产生临床反应[78]。这些肿瘤表达了免疫原性的肿瘤纽约食管鳞状细胞 1(NY-ESO-1),但这不足以引起滑膜肉瘤对伊匹木单抗的反应,因为滑膜肉瘤的遗传复杂性相对有限,T 细胞浸润少,TCR 克隆类型有限[78,79]。

Ⅱ期临床试验 SARC028(NCT02301039)评估了 86 例转移性骨组织肉瘤或软组织肉瘤患者对 PD-1 抑制剂帕博利珠单抗的反应。中期结果显示,某些组织学亚型的肉瘤患者有良好的应答率,UPS 组的总有效率为 40%(1 例完全缓解,3 例部分缓解),去分化脂肪肉瘤组为 20%(2 例部分缓解)[80],滑膜肉瘤和平滑肌肉瘤组的有效率分别为 10% 和 0。对于治疗有反应的患者,其基线存在较高的肿瘤浸润淋巴细胞。到目前为止,尚无有关肉瘤行放射治疗联合免疫治疗的临床研究被报道或发表。

尽管在放射治疗和手术后,肿瘤有良好的局部控制,但大约 50% 的大体积、高级别软组织肉瘤患者会发生肺转移。可想而知,对初诊时已有的微转移性病灶进行刺激,以激发免疫反应,可以预防临床相关转移的发展。因为肿瘤对免疫检查点抑制剂的临床反应可能取决于肿瘤负荷[81],所以针对微转移灶的新辅助放射治疗联合免疫疗法可能比治疗宏观转移病灶更为成功。术前放射治疗经常被用来治疗大体积、高级别的软组织肉瘤,因为其改善了肿瘤的局部控制[7],且与术后放射治疗相比,晚期毒性更小[3,82]。在现有的相对小样本的随机研究中,辅助放射治疗并不会影响软组织肉瘤患者的总生存期[6,7]。然而,在新辅助放射治疗中,加入免疫治疗,有可能激活全身抗肿瘤反应,并消除微小转移灶,从而改善患者生存。此假设将在目前正在进行的两项临床试验中进行检验。NEXIS 试验

（NCT03116529）是一项单臂试验，共纳入 35 例大体积、高级别的软组织肉瘤患者，其接受术前放射治疗联合新辅助及辅助德瓦鲁单抗（抗 PD-L1）和新辅助曲美木单抗（抗 CTLA-4）。SU2C-SARC032 是一项多中心的随机Ⅱ期临床试验（NCT03092323），此试验将在临床局限性高危肢体软组织肉瘤患者中进行，其使用图像引导放射治疗联合新辅助及辅助帕博利珠单抗治疗，以验证其安全性和有效性。SU2C-SARC032 开始于 2017 年 7 月，计划纳入 110 例患者。基于 SARC028 的良好结果，此研究入组的肉瘤组织学仅限于 UPS 和去分化/多形性脂肪肉瘤。患者被随机化分为两组：一组接受新辅助放射治疗（50Gy×25 次），随后手术切除；另一组新辅助放射治疗同时联合帕博利珠单抗治疗，随后手术切除及辅助帕博利珠单抗治疗。在试验组中，患者接受多达 14 个周期的帕博利珠单抗辅助治疗（帕博利珠单抗治疗总时长为 1 年）。这项试验的主要终点是 2 年无病生存率，次要终点包括治疗毒性、局部肿瘤控制、无转移生存时间和总生存时间。此外，研究者还将进行相关的研究，以确定放射治疗联合（或不联合）帕博利珠单抗治疗时免疫反应的特点，同时确定在软组织肉瘤患者中，帕博利珠单抗治疗反应的预测因子。

结论

尽管传统的观点认为，放射治疗是一种局部治疗，但远隔效应的临床报道和积累的临床前数据表明，放射治疗可产生强大的免疫刺激作用，从而在受照射部位和全身均产生抗肿瘤活性。放射治疗通过多种方式与免疫系统、癌细胞和肿瘤微环境相互作用，以促进肿瘤的清除。放射治疗与免疫检查点抑制剂或其他免疫疗法相结合，不仅有可能改善肿瘤局部控制，而且有可能治疗转移性疾病。然而，关于放射治疗激活免疫反应的确切机制，仍有待进一步了解。首先，现有的数据过于有限，无法得出最佳的放射治疗剂量和分割方案的结论。关于不同放射治疗分割方案有效性的结果相互矛盾，这表明，其机制是复杂的，可能需要针对不同肿瘤类型或具有特定基因突变的肿瘤制订不同方案。其次，放射治疗何时联合免疫治疗，其理想的治疗时机目前尚不清楚，而且可能因不同的免疫治疗药物而有所不同。此外，还需要在原位模型中，测试放射治疗联合免疫治疗的临床前数据，以了解同源基因移植肿瘤模型的研究结论，是否能够转化为原发肿瘤与免疫系统协同进化的系统性结论。研究放射治疗联合免疫治疗的第一批临床试验将在未来几年陆续被报道，来自这些试验的相关研究结果是至关重要的，能够提高我们对这些疗法之间复杂的相互作用的理解。当这些研究的结果被揭晓时，我们能够更全面地了解放射治疗激活抗肿瘤免疫反应的精确细胞学机制，这将有助于设计下一代的临床试验，以优化放射治疗联合免疫治疗的组合，改善患者的预后。

（王斌梁 译　甘荷霞 王斌梁 校）

参考文献

1. Moding EJ, Kastan MB, Kirsch DG. Strategies for optimizing the response of cancer and normal tissues to radiation. Nat Rev Drug Discov. 2013;12:526–42.
2. Baskar R, Lee KA, Yeo R, Yeoh K-W. Cancer and radiation therapy: current advances and future directions. Int J Med Sci. 2012;9:193–9.
3. Wang D, Zhang Q, Eisenberg B, Kane J, Li X, Lucas D, et al. Significant reduction of radiation related morbidities in the extremity sarcoma patients treated with image guided radiation therapy to reduced target volume: results of RTOG 0630. Int J Radiat Oncol Biol Phys. 2013;87:S63.
4. Larrier NA, Czito BG, Kirsch DG. Radiation therapy for soft tissue sarcoma: indications and controversies for neoadjuvant therapy, adjuvant therapy, intraoperative radiation therapy, and brachytherapy. Surg Oncol Clin N Am. 2016;25:841–60.
5. O'Sullivan B, Davis AM, Turcotte R, Bell R, Catton C, Chabot P, et al. Preoperative versus postoperative radiotherapy in soft-tissue sarcoma of the limbs: a randomised trial. Lancet. 2002;359:2235–41.
6. Pisters PW, Harrison LB, Leung DH, Woodruff JM, Casper ES, Brennan MF. Long-term results of a prospective randomized trial of adjuvant brachytherapy in soft tissue sarcoma. J Clin Oncol. 1996;14:859–68.
7. Beane JD, Yang JC, White D, Steinberg SM, Rosenberg SA, Rudloff U. Efficacy of adjuvant radiation therapy in the treatment of soft tissue sarcoma of the extremity: 20-year follow-up of a randomized prospective trial. Ann Surg Oncol. 2014;21:2484–9.
8. Stone HB, Peters LJ, Milas L. Effect of host immune capability on radiocurability and subsequent transplantability of a murine fibrosarcoma. J Natl Cancer Inst. 1979;63:1229–35.
9. Siva S, MacManus MP, Martin RF, Martin OA. Abscopal effects of radiation therapy: a clinical review for the radiobiologist. Cancer Lett. 2015;356:82–90.
10. Postow MA, Callahan MK, Barker CA, Yamada Y, Yuan J, Kitano S, et al. Immunologic correlates of the abscopal effect in a patient with melanoma. N Engl J Med. 2012;366:925–31.
11. Gajewski TF, Schreiber H, Fu Y-X. Innate and adaptive immune cells in the tumor microenvironment. Nat Immunol. 2013;14:1014–22.
12. Pardoll DM. The blockade of immune checkpoints in cancer immunotherapy. Nat Rev Cancer. 2012;12:252–64.
13. Rizvi NA, Hellmann MD, Snyder A, Kvistborg P, Makarov V, Havel JJ, et al. Cancer immunology. Mutational landscape determines sensitivity to PD-1 blockade in non-small cell lung cancer. Science. 2015;348:124–8.
14. Alexandrov LB, Nik-Zainal S, Wedge DC, Aparicio SAJR, Behjati S, Biankin AV, et al. Signatures of mutational processes in human cancer. Nature. 2013;500:415–21.
15. Hodi FS, O'Day SJ, McDermott DF, Weber RW, Sosman JA, Haanen JB, et al. Improved survival with ipilimumab in patients with metastatic melanoma. N Engl J Med. 2010;363:711–23.
16. Reck M, Rodríguez-Abreu D, Robinson AG, Hui R, Csőszi T, Fülöp A, et al. Pembrolizumab versus chemotherapy for PD-L1-positive non-small-cell lung cancer. N Engl J Med. 2016;375:1823–33.
17. Demaria S, Formenti SC. Radiation as an immunological adjuvant: current evidence on dose and fractionation. Front Oncol. 2012;2:153.

18. Twyman-Saint Victor C, Rech AJ, Maity A, Rengan R, Pauken KE, Stelekati E, et al. Radiation and dual checkpoint blockade activate non-redundant immune mechanisms in cancer. Nature. 2015;520:373–7.

19. Spiotto M, Fu Y-X, Weichselbaum RR. The intersection of radiotherapy and immunotherapy: mechanisms and clinical implications. Sci Immunol. 2016;1:EAAG1266. https://doi.org/10.1126/sciimmunol.aag1266.

20. Yovino SG, Grossman SA, Kleinberg L, Ford EC. Modeling radiation dose to circulating lymphocytes during brain tumor treatment: effects of target volume, dose rate, and treatment technique. J Clin Oncol. 2012;30:2017.

21. Popp I, Grosu AL, Niedermann G, Duda DG. Immune modulation by hypofractionated stereotactic radiation therapy: therapeutic implications. Radiother Oncol. 2016;120:185–94.

22. Kaur P, Asea A. Radiation-induced effects and the immune system in cancer. Front Oncol. 2012;2:191.

23. Mathios D, Kim JE, Mangraviti A, Phallen J, Park C-K, Jackson CM, et al. Anti-PD-1 antitumor immunity is enhanced by local and abrogated by systemic chemotherapy in GBM. Sci Transl Med. 2016;8:370ra180.

24. Lee Y, Auh SL, Wang Y, Burnette B, Wang Y, Meng Y, et al. Therapeutic effects of ablative radiation on local tumor require CD8+ T cells: changing strategies for cancer treatment. Blood. 2009;114:589–95.

25. Balermpas P, Michel Y, Wagenblast J, Seitz O, Weiss C, Rödel F, et al. Tumour-infiltrating lymphocytes predict response to definitive chemoradiotherapy in head and neck cancer. Br J Cancer. 2014;110:501–9.

26. Zheng W, Skowron KB, Namm JP, Burnette B, Fernandez C, Arina A, et al. Combination of radiotherapy and vaccination overcomes checkpoint blockade resistance. Oncotarget. 2016;7:43039–51.

27. Demaria S, Coleman CN, Formenti SC. Radiotherapy: changing the game in immunotherapy. Trends Cancer Res. 2016;2:286–94.

28. Vergati M, Intrivici C, Huen N-Y, Schlom J, Tsang KY. Strategies for cancer vaccine development. J Biomed Biotechnol. 2010;2010:596432. https://doi.org/10.1155/2010/596432.

29. Formenti SC, Demaria S. Radiation therapy to convert the tumor into an in situ vaccine. Int J Radiat Oncol Biol Phys. 2012;84:879–80.

30. Aguilera TA, Rafat M, Castellini L, Shehade H, Kariolis MS, AB-Y H, et al. Reprogramming the immunological microenvironment through radiation and targeting Axl. Nat Commun. 2016;7:13898.

31. Wang X, Schoenhals JE, Li A, Valdecanas DR, Ye H, Zang F, et al. Suppression of type I IFN signaling in tumors mediates resistance to Anti-PD-1 treatment that can be overcome by radiotherapy. Cancer Res. 2017;77:839–50.

32. Harding SM, Benci JL, Irianto J, Discher DE, Minn AJ, Greenberg RA. Mitotic progression following DNA damage enables pattern recognition within micronuclei. Nature. 2017;548:466–70. https://doi.org/10.1038/nature23470.

33. DeLaney TF, Harmon DC, Yoon S, Kirsch DG, Rosenberg AE, Mankin HJ, et al. Soft tissue sarcomas. In: Price P, Sikora K, editors. Treatment of cancer. 6th ed. Boca Raton: Taylor & Francis Group, LLC; 2015. p. 537–82.

34. Sharma A, Bode B, Studer G, Moch H, Okoniewski M, Knuth A, et al. Radiotherapy of human sarcoma promotes an intratumoral immune effector signature. Clin Cancer Res. 2013;19:4843–53.

35. Sauter B, Albert ML, Francisco L, Larsson M, Somersan S, Bhardwaj N. Consequences of cell death: exposure to necrotic tumor cells, but not primary tissue cells or apoptotic cells, induces the maturation of immunostimulatory dendritic cells. J Exp Med. 2000;191:423–34.

36. Burnette BC, Liang H, Lee Y, Chlewicki L, Khodarev NN, Weichselbaum RR, et al. The efficacy of radiotherapy relies upon induction of type i interferon-dependent innate and adaptive immunity. Cancer Res. 2011;71:2488–96.

37. Gupta A, Probst HC, Vuong V, Landshammer A, Muth S, Yagita H, et al. Radiotherapy promotes tumor-specific effector CD8+ T cells via dendritic cell activation. J Immunol. 2012;189:558–66.

38. Huang J, Wang QJ, Yang S, Li YF, El-Gamil M, Rosenberg SA, et al. Irradiation enhances human T-cell function by upregulating CD70 expression on antigen-presenting cells in vitro. J Immunother. 2011;34:327–35.

39. Gameiro SR, Jammeh ML, Wattenberg MM, Tsang KY, Ferrone S, Hodge JW. Radiation-induced immunogenic modulation of tumor enhances antigen processing and calreticulin exposure, resulting in enhanced T-cell killing. Oncotarget. 2014;5:403–16.

40. Spiotto MT, Yu P, Rowley DA, Nishimura MI, Meredith SC, Gajewski TF, et al. Increasing tumor antigen expression overcomes "ignorance" to solid tumors via crosspresentation by bone marrow-derived stromal cells. Immunity. 2002;17:737–47.

41. Sharabi AB, Nirschl CJ, Kochel CM, Nirschl TR, Francica BJ, Velarde E, et al. Stereotactic radiation therapy augments antigen-specific PD-1-mediated antitumor immune responses via cross-presentation of tumor antigen. Cancer Immunol Res. 2015;3:345–55.

42. Matsumura S, Wang B, Kawashima N, Braunstein S, Badura M, Cameron TO, et al. Radiation-induced CXCL16 release by breast cancer cells attracts effector T cells. J Immunol. 2008;181:3099–107.

43. Hallahan DE, Spriggs DR, Beckett MA, Kufe DW, Weichselbaum RR. Increased tumor necrosis factor alpha mRNA after cellular exposure to ionizing radiation. Proc Natl Acad Sci U S A. 1989;86:10104–7.

44. Shrimali RK, Yu Z, Theoret MR, Chinnasamy D, Restifo NP, Rosenberg SA. Antiangiogenic agents can increase lymphocyte infiltration into tumor and enhance the effectiveness of adoptive immunotherapy of cancer. Cancer Res. 2010;70:6171–80.

45. Ganss R, Ryschich E, Klar E, Arnold B, Hämmerling GJ. Combination of T-cell therapy and trigger of inflammation induces remodeling of the vasculature and tumor eradication. Cancer Res. 2002;62:1462–70.

46. Sharma A, Bode B, Wenger RH, Lehmann K, Sartori AA, Moch H, et al. γ-Radiation promotes immunological recognition of cancer cells through increased expression of cancer-testis antigens in vitro and in vivo. PLoS One. 2011;6:e28217.

47. Reits EA, Hodge JW, Herberts CA, Groothuis TA, Chakraborty M, Wansley EK, et al. Radiation modulates the peptide repertoire, enhances MHC class I expression, and induces successful antitumor immunotherapy. J Exp Med. 2006;203:1259–71.

48. Gameiro SR, Malamas AS, Bernstein MB, Tsang KY, Vassantachart A, Sahoo N, et al. Tumor cells surviving exposure to proton or photon radiation share a common immunogenic modulation signature, rendering them more sensitive to T cell--mediated killing. Int J Radiat Oncol Biol Phys. 2016;95:120–30.

49. Coates PJ, Rundle JK, Lorimore SA, Wright EG. Indirect macrophage responses to ionizing radiation: implications for genotype-dependent bystander signaling. Cancer Res. 2008;68:450–6.

50. Filatenkov A, Baker J, Mueller AMS, Kenkel J, Ahn G-O, Dutt S, et al. Ablative tumor radiation can change the tumor immune cell microenvironment to induce durable complete remissions. Clin Cancer Res. 2015;21:3727–39.

51. Barcellos-Hoff MH. Radiation-induced transforming growth factor beta and subsequent extracellular matrix reorganization in murine mammary gland. Cancer Res. 1993;53:3880–6.

52. Barcellos-Hoff MH, Derynck R, Tsang ML, Weatherbee JA. Transforming growth factor-beta activation in irradiated murine mammary gland. J Clin Invest. 1994;93:892–9.

53. Wrzesinski SH, Wan YY, Flavell RA. Transforming growth factor-β and the immune response: implications for anticancer therapy. Clin Cancer Res. 2007;13:5262–70.

54. Dewan MZ, Galloway AE, Kawashima N, Dewyngaert JK, Babb JS, Formenti SC, et al. Fractionated but not single-dose radiotherapy induces an immune-mediated abscopal effect when combined with anti-CTLA-4 antibody. Clin Cancer Res. 2009;15:5379–88.

55. Vanpouille-Box C, Alard A, Aryankalayil MJ, Sarfraz Y, Diamond JM, Schneider RJ, et al. DNA exonuclease Trex1 regulates radiotherapy-induced tumour immunogenicity. Nat Commun. 2017;8:15618.

56. Lugade AA, Moran JP, Gerber SA, Rose RC, Frelinger JG, Lord EM. Local radiation therapy of B16 melanoma tumors increases the generation of tumor antigen-specific effector cells that traffic to the tumor. J Immunol. 2005;174:7516–23.

57. Obeid M, Panaretakis T, Joza N, Tufi R, Tesniere A, van Endert P, et al. Calreticulin exposure is required for the immunogenicity of gamma-irradiation and UVC light-induced apoptosis. Cell Death Differ. 2007;14:1848–50.

58. Scaffidi P, Misteli T, Bianchi ME. Release of chromatin protein HMGB1 by necrotic cells triggers inflammation. Nature. 2002;418:191–5.

59. Hu B, Jin C, Li H-B, Tong J, Ouyang X, Cetinbas NM, et al. The DNA-sensing AIM2 inflammasome controls radiation-induced cell death and tissue injury. Science. 2016;354:765–8.

60. Croker BA, O'Donnell JA, Gerlic M. Pyroptotic death storms and cytopenia. Curr Opin Immunol. 2014;26:128–37.

61. Guo H, Callaway JB, JP-Y T. Inflammasomes: mechanism of action, role in disease, and therapeutics. Nat Med. 2015;21:677–87.

62. Li P, Allen H, Banerjee S, Franklin S, Herzog L, Johnston C, et al. Mice deficient in IL-1 beta-converting enzyme are defective in production of mature IL-1 beta and resistant to endotoxic shock. Cell. 1995;80:401–11.

63. Mackenzie KJ, Carroll P, Martin C-A, Murina O, Fluteau A, Simpson DJ, et al. cGAS surveillance of micronuclei links genome instability to innate immunity. Nature. 2017;548:461–5.

64. Deng L, Liang H, Xu M, Yang X, Burnette B, Arina A, et al. STING-dependent cytosolic DNA sensing promotes radiation-induced type I interferon-dependent antitumor immunity in immunogenic tumors. Immunity. 2014;41:843–52.

65. Woo S-R, Fuertes MB, Corrales L, Spranger S, Furdyna MJ, Leung MYK, et al. STING-dependent cytosolic DNA sensing mediates innate immune recognition of immunogenic tumors. Immunity. 2014;41:830–42.

66. Zaretsky JM, Garcia-Diaz A, Shin DS, Escuin-Ordinas H, Hugo W, Hu-Lieskovan S, et al. Mutations associated with acquired resistance to PD-1 blockade in melanoma. N Engl J Med. 2016;375:819–29.

67. Restifo NP, Marincola FM, Kawakami Y, Taubenberger J, Yannelli JR, Rosenberg SA. Loss of functional beta2-microglobulin in metastatic melanomas from five patients receiving immunotherapy. JNCI. 1996;88:100–8.

68. Ranoa DRE, Parekh AD, Pitroda SP, Huang X, Darga T, Wong AC, et al. Cancer therapies activate RIG-I-like receptor pathway through endogenous non-coding RNAs. Oncotarget. 2016;7:26496–515.

69. Que Y, Xiao W, Guan Y-X, Liang Y, Yan S-M, Chen H-Y, et al. PD-L1 expression is associated with FOXP3+ regulatory T-cell infiltration of soft tissue sarcoma and poor patient prognosis. J Cancer. 2017;8:2018–25.

70. Zeng J, See AP, Phallen J, Jackson CM, Belcaid Z, Ruzevick J, et al. Anti-PD-1 blockade and stereotactic radiation produce long-term survival in mice with intracranial gliomas. Int J Radiat Oncol Biol Phys. 2013;86:343–9.

71. Dovedi SJ, Adlard AL, Lipowska-Bhalla G, McKenna C, Jones S, Cheadle EJ, et al. Acquired resistance to fractionated radiotherapy can be overcome by concurrent PD-L1 blockade. Cancer Res. 2014;74:5458–68.

72. Deng L, Liang H, Burnette B, Beckett M, Darga T, Weichselbaum RR, et al. Irradiation and anti-PD-L1 treatment synergistically promote antitumor immunity in mice. J Clin Invest. 2014;124:687–95.

73. Milas L, Wike J, Hunter N, Volpe J, Basic I. Macrophage content of murine sarcomas and carcinomas: associations with tumor growth parameters and tumor radiocurability. Cancer Res. 1987;47:1069–75.

74. Young KH, Baird JR, Savage T, Cottam B, Friedman D, Bambina S, et al. Optimizing timing of immunotherapy improves control of tumors by hypofractionated radiation therapy. PLoS One. 2016;11:e0157164.

75. Kang J, Demaria S, Formenti S. Current clinical trials testing the combination of immunotherapy with radiotherapy. J Immunother Cancer. 2016;4:51.

76. Shaverdian N, Lisberg AE, Bornazyan K, Veruttipong D, Goldman JW, Formenti SC, et al. Previous radiotherapy and the clinical activity and toxicity of pembrolizumab in the treatment of non-small-cell lung cancer: a secondary analysis of the KEYNOTE-001 phase 1 trial. Lancet Oncol. 2017;18:895–903.

77. Pollack SM, He Q, Yearley JH, Emerson R, Vignali M, Zhang Y, et al. T-cell infiltration and clonality correlate with programmed cell death protein 1 and programmed death-ligand 1 expression in patients with soft tissue sarcomas. Cancer. 2017;123:3291–304. https://doi.org/10.1002/cncr.30726.

78. Maki RG, Jungbluth AA, Gnjatic S, Schwartz GK, D'Adamo DR, Keohan ML, Wagner MJ, Scheu K, Chiu R, Ritter E, Kachel J, Lowy I, Old LJ, Ritter G. A pilot study of anti-CTLA4 antibody ipilimumab in patients with synovial sarcoma. Sarcoma. 2013;2013:168145.

79. The Cancer Genome Atlas [Internet]. [cited 19 Jan 2016]. Available: https://tcga-data.nci.nih.gov/tcga/.

80. Burgess MA, Bolejack V, Van Tine BA, Schuetze S, Hu J, D'Angelo SP, et al. Multicenter phase II study of pembrolizumab (P) in advanced soft tissue (STS) and bone sarcomas (BS): final results of SARC028 and biomarker analyses. J Clin Oncol. 2017;35:11008.

81. Huang AC, Postow MA, Orlowski RJ, Mick R, Bengsch B, Manne S, et al. T-cell invigoration to tumour burden ratio associated with anti-PD-1 response. Nature. 2017;545:60–5.

82. Davis AM, O'Sullivan B, Turcotte R, Bell R, Catton C, Chabot P, et al. Late radiation morbidity following randomization to preoperative versus postoperative radiotherapy in extremity soft tissue sarcoma. Radiother Oncol. 2005;75:48–53.

第 **2** 部分
肉瘤免疫疗法

第 5 章

肉瘤溶瘤病毒免疫治疗

Varun Monga,Seth M. Maliske,Mohammed Milhem

5.1　什么是溶瘤病毒?

　　病毒是由 RNA 或 DNA,以及蛋白质外壳组成的具有感染性的微生物。外壳的功能在于包裹和保护遗传物质。病毒在宿主细胞内具备自我复制的能力。病毒一旦进入细胞,就会脱去外壳,然后利用宿主细胞内的物质复制其遗传密码,产生数以百万计的后代。病毒可以感染植物、动物和细菌。以哺乳动物为宿主的病毒约有 100 万种,其中能够感染人类的病毒有 219 种[1]。在 1892 年发现病毒之前,人们就已经认识到病毒的危害性。免疫学家 Peter Medawar 曾经将病毒描述为"包裹在蛋白质外壳内的一个有害的信息"。一个多世纪以来,科学家们还发现病毒具有潜在的益处。病毒溶瘤效应的首次报道可以追溯到 20 世纪初[2,3],随后某些病毒的溶瘤特性得到进一步阐明[4,5]。20 世纪 50 年代,尽管经过了一系列的研究,人们仍无法阻止病毒的传播,使得溶瘤病毒治疗无法成为一种切实可行的抗癌疗法。因此,该领域的研究一直停滞不前,直到 20 世纪 80 年代末基因工程技术的出现。此后,人们对病毒技术有了进一步的了解,包括病毒进入细胞、复制、免疫反应的活化与抑制、急性与隐匿性感染等,从而引发利用这些天然或重组病毒治疗人类疾病的兴趣。这些治疗性的病毒被称为溶瘤病毒(OV)。OV 是肿瘤特异性活性病毒,能主动复制并且杀死癌细胞及其相关间质细胞。

　　溶瘤病毒通过双重机制介导抗肿瘤作用。第一,直接作用于肿瘤细胞。病毒一旦进入肿瘤细胞,就会复制产生后代,使肿瘤细胞裂解进入周围微环境,从而感染邻近的肿瘤细胞,导致细胞进一步裂解。第二,间接作用于肿瘤细胞。肿瘤细胞裂解后,抗原暴露于适应性和先天性免疫系统,导致全身性抗肿瘤免疫反应。抗肿瘤的主要机制根据溶瘤病毒的特点、不同类型癌症的特征,以及在宿主免疫系统中两者的相互作用而有所不同[6]。

尽管早期的体外试验和小鼠模型中观察到令人鼓舞的结果,但由于许多临床试验结果并不理想,溶瘤病毒的研究进展缓慢。其原因是多方面的,但至少在一定程度上是由病毒、肿瘤及其微环境之间的复杂关系所决定。肿瘤微环境在促进肿瘤细胞生长方面起着重要的作用,但它也有限制病毒传播的作用。肿瘤细胞通过削弱宿主免疫反应来获得自身的生存。肿瘤通过下调主要组织相容性复合体(MHC)Ⅰ类分子和肿瘤相关抗原(TAA)来促进免疫耐受,阻止 T 细胞对其的识别。因此,肿瘤微环境中常缺乏免疫介导细胞。此外,肿瘤内为数不多的免疫活性细胞常被肿瘤的多种先天免疫机制所抑制[7]。因此,某些癌症存在较高密度的淋巴细胞和其他肿瘤特异性免疫介质。肿瘤对免疫治疗的反应可能是多变的,至少部分原因与微环境的作用有关[8]。有趣的是,某些溶瘤病毒能够将非炎症性肿瘤(缺乏免疫细胞的肿瘤)转化为炎症性肿瘤(富含免疫介质的肿瘤),从而逆转癌症表型。近年来,随着我们对病毒基因组调控的了解越来越多,对肿瘤细胞、病毒和宿主之间的相互作用也有了更深入的理解,这项技术取得了更大的进步[6]。

宿主免疫系统在局部和全身的抗肿瘤中发挥着积极的作用。病毒介导的肿瘤细胞裂解诱导肿瘤相关抗原及抗原提呈细胞的成熟和活化,从而激活肿瘤特异性细胞毒性 T 淋巴细胞。这些免疫刺激信号的作用逆转了免疫抑制微环境,导致肿瘤组织内 CD4 T 细胞、CD8 T 细胞和自然杀伤(NK)细胞等 T 淋巴细胞浸润,IFN-y 和 IL-12 等促炎症细胞因子的浓度升高[9]。这些免疫细胞被编程为可同时针对病毒和肿瘤。被编程的肿瘤特异性细胞毒性 T 淋巴细胞在体内循环时,会促进远处、未感染病毒的转移灶中的癌细胞死亡。先天性免疫反应在靶向未感染病毒的、远处肿瘤部位中也能起作用。病毒刺激了干扰素(IFN)的产生。除了靶向细胞凋亡外,IFN 还能激活 NK 细胞。这是肿瘤细胞下调主要组织相容性复合体(MHC)Ⅰ类和Ⅱ类分子表达的重要机制,而自然杀伤细胞的功能不依赖于抗原表达[10]。这种免疫原性效应依赖于完整的免疫系统抗病毒、抑制病毒复制,以及促使肿瘤细胞持续溶解的能力之间的平衡。因此,抗肿瘤的最终效果取决于肿瘤、病毒和免疫系统之间持续的相互作用。

5.2　如何安全有效地修饰溶瘤病毒

溶瘤病毒是具有活性的病毒颗粒。因此,有效的溶瘤病毒既能产生强大的抗肿瘤作用,同时对正常的宿主细胞保持低致病性。病毒必须经过改造才能与这种表型相匹配。因此,重组溶瘤病毒被设计为在正常宿主细胞内没有活性,仅选择性地针对肿瘤细胞。另外一种强有力的抗肿瘤反应需要通过增强裂解过程,既要确保抗肿瘤免疫作用,又要减轻宿主抗病毒反应。除了在癌细胞内选择性地复制外,低致病性是通过减弱病毒的致病机制来实现的。

5.3　提高溶瘤病毒的安全性

为了确保安全,必须减弱病毒的致病性。此外,这些病毒必须倾向性地选择肿瘤细胞,而不是宿主细胞。当使用溶瘤病毒进行治疗时,特异性对于确保临床安全性而言至关重要。"溶瘤病毒"一词是指病毒在肿瘤细胞内特异性地复制并且破坏肿瘤细胞。这种特异性或是固有的,或是通过基因工程获得的。这种安全性优势可以通过以下几种机制得以加强。

1.肿瘤细胞的特异性

(1)Weinberg 原则:病毒会优先攻击生长潜力强的细胞。因为这些病毒也能够感染正常细胞,但是癌细胞维持增殖的信号、逃避生长抑制因子和抵抗细胞死亡的内在能力,使得病毒优先选择感染肿瘤细胞[11]。正常细胞在被病毒颗粒感染后具有自我保护的能力,而癌细胞则失去了这些固有的细胞内保护机制,突显了病毒对感染肿瘤细胞的选择性优势。

(2)维 A 酸诱导基因(RIG)和 Toll 样受体(TLR):在正常细胞中,病毒颗粒是通过 RIG 和 TLR 识别的。一旦识别出这些病毒成分,细胞就会增加转录介质,从而限制病毒的传播,并达到细胞凋亡或坏死的目标。相反,癌细胞通过下调 TLR 反应级联的介质来逃避免疫系统,限制了对病毒的发现,使癌细胞更容易受到病毒复制的影响[12-14]。

(3)细胞表面受体:癌细胞异常表达特异性细胞表面受体,促进其生长和生存。病毒可以天然地[15-21]和(或)被修饰成[22-25]通过靶向这些异常表达于细胞表面的受体选择性地进入癌细胞。

(4)细胞信号:癌细胞还具有异常的信号通路,能够被溶瘤病毒所利用。例如，某些病毒优先针对具有异常 BCL 和 Ras 信号通路的细胞，使得细胞凋亡（BCL 通路）受到抑制，而病毒蛋白转录（Ras/PKR 通路）不受抑制，两者都促进病毒复制和细胞裂解[26,27]。

（5）内源性病毒基因的修饰使其选择性作用于肿瘤细胞：人们可以修饰一种依赖于肿瘤细胞表型互补的病毒，提供癌细胞的特异性复制。

例如，在腺病毒中，早期转录基因 E1B-55k 通过干扰 p53 介导的细胞凋亡和 p53 介导的病毒复制停滞来促进病毒复制。敲除 E1B-55k，可以消除病毒使细胞内 p53 失活的能力。为了完成病毒的生命周期，删除 E1B-55k 的病毒需要感染已经含有 p53 失活的细胞。肿瘤细胞符合这种表型，而宿主细胞不具备这个条件，从而促进肿瘤细胞内的选择性复制[28]。在 FDA 批准的药物 TVEC（Talimogene laherparepvec）中，HSV 病毒是在 ICP34.5 基因被删除的情况下构建的。HSV 的 ICP34.5 基因抵消了干扰素诱导的 PKR 介导的病毒复制受抑制。肿瘤细胞中 PKR 的功能失调，使其在基因缺失的情况下，病毒仍然能够复制。而缺失 ICP34.5 基因的疱疹病毒无法在具有完整 PKR 通路的正常细胞中复制，从而确保病毒只在肿瘤细胞中复制[29]。microRNA 靶向也可用于调节溶瘤病毒的趋向性，增强肿瘤特异性。通过在一个关键的病毒基因旁插入互补的 RNA 序列，宿主细胞的 miRNA 识别该序列并将其定为目标而阻断翻译。这项技术很有前途，它可以控制基因表达而不会导致衰减[30]。

（6）靶向启动子：溶瘤病毒进入细胞后，肿瘤特异性也可通过靶向启动子得到增强。溶瘤病毒可以在肿瘤相关启动子的控制下，依赖肿瘤特异性转录因子来调节病毒基因的表达。例如，Telomelysin 是一种端粒酶特异性、选择性复制的腺病毒，它利用人端粒酶反转录酶（hTERT）启动子将病毒复制限制在端粒酶阳性的肿瘤细胞内。这种病毒是非常有效的，因为 90% 以上的恶性肿瘤具有活化的 hTERT，而正常宿主细胞中，hTERT 保持失活状态[31]。

（7）利用细胞周期失调：一些溶瘤病毒经基因工程改造成依赖于肿瘤的细胞周期失调。例如，牛痘病毒 Jx594（商品名称：Pexa-Vec）缺乏自身的胸腺嘧啶激酶（TK）基因，因此需要储备大量脱氧核糖核酸才能成功复制。正常的宿主细胞没有足够的脱氧核糖核酸供病毒复制，因此，复制仅限于含有丰富的胸腺嘧啶核苷酸的肿瘤细胞[32]。

（8）利用干扰素失调：许多肿瘤细胞在干扰素抗病毒防御方面具有获得性缺陷，很可能帮助逃避免疫监视，或者作为一种手段应对不断积累的基因损伤。某些病毒对Ⅰ型 IFN 的抗病毒作用极为敏感,如呼肠孤病毒、新城疫病毒(NDV)和水疱性口炎病毒(VSV)。因此,有人认为病毒的肿瘤特异性是肿瘤细胞干扰素信号缺陷的结果, 因为依赖干扰素清除的溶瘤病毒在这些干扰素缺陷的肿瘤细胞中具有明显的生长优势。正常细胞在感染后能够迅速启动有效的抗病毒反应,能够在细胞损伤开始之前抑制病毒复制。诱导 IFN 表达可以通过限制 OV 复制到 IFN 耐药肿瘤细胞来提高其安全性[33]。

2.减弱病毒的致病性

虽然选择性作用于肿瘤细胞可以把致病性降到最低, 进一步减弱病毒的致病性可以提高暴露于病毒颗粒的宿主细胞的安全性。选择低毒力和(或)自然衰减因子的病毒可确保低致病性(如呼肠孤病毒、新城疫病毒和塞内加谷病毒)。在病毒载体中也可引入衰减因子以加强安全性。临床上大多数相关的溶瘤病毒利用减毒载体或自然存在的毒力较低的特定病毒变异株, 以预防急性和长期/潜在的毒性。

在 TVEC 中,病毒蛋白 ICP47 的删除,导致转运蛋白相关抗原提呈(TAP)蛋白活化。TAP 能够把病毒抗原蛋白运输到内质网,在那里组装 MHC Ⅰ类分子,从而增强 T 细胞识别病毒蛋白[34]。

5.4 增强溶瘤病毒的抗肿瘤活性

确保对肿瘤的选择性而删除基因, 存在降低溶瘤能力的风险。在一项评价 ONYX-015,即 E1B-55k 和 E3B 基因缺失的腺病毒研究中,人们注意到,由于与 E1B-55k 介导通路相互作用的病毒基因产物发生变化,OV 裂解细胞的效率降低了[35]。因此,研究人员已经将注意力集中到修饰病毒载体上,以确保安全性而不降低效力。由于这些有关腺病毒的开创性研究,已经形成了一种有效的、强有力的溶瘤病毒基础理论,通过增强溶瘤活性和提高抗肿瘤免疫以提高清除肿瘤的能力。尽管某些溶瘤病毒先天具有感染和裂解肿瘤细胞的能力,并能在细胞裂解后释放肿瘤抗原激发免疫反应,但其他病毒必须经过改造才能增强这些作用。已经研究出一些方法来选择和(或)改造病毒,以确保有效的杀伤机制。

1.自杀基因治疗

自杀基因是一种治疗手段,将诱导细胞自杀的基因转导到病毒中,再通过病毒导入癌细胞中, 然后将进入肿瘤细胞的无毒性的前药转化为具有细胞毒性药物。这一过程使肿瘤细胞对细胞死亡(凋亡/坏死)或其他药物治疗(化学治疗或放射治疗)更加敏感。为了促进肿瘤细胞中这些自杀基因的表达,这些基因会被转导到特定的肿瘤起源细胞的启动子区域附近[36]。由于溶瘤病毒是具有活性的颗粒,复制活跃。因此,这些治疗性转基因能够持续表达。

(1)如利用病毒载体将细菌的胞嘧啶脱氨酶(CD)基因转导到癌细胞中,再使用5-氟胞嘧啶(5-FC)进行治疗,使前体药物(5-FC)转化为5-氟尿嘧啶(5-FU),然后对受感染细胞发挥细胞毒性反应[37]。已经在临床前和临床研究中使用腺病毒Ad5-CD-Tkrep治疗前列腺癌[38]。

(2)如利用病毒载体将单纯疱疹病毒胸苷激酶(HSV-TK)基因转导到癌细胞中,然后用更昔洛韦(GCV)进行治疗,将GCV转化为GCV单磷酸,由癌细胞酶将其转化为三磷酸更昔洛韦。三磷酸更昔洛韦可以通过直接的细胞毒性反应有效地杀死HSV-TK转导的细胞。另外,旁观者效应会杀死邻近的未转导的肿瘤细胞[39]。目前正在进行一项前列腺癌的Ⅲ期临床研究[40]。

2.免疫刺激反应基因治疗

内源性病毒基因可以被修饰以诱导更强的病毒介导的抗肿瘤免疫反应。这是通过基因工程病毒在其基因组中表达促炎细胞因子和(或)T细胞共刺激分子,如GM-CSF和IFN-β来实现的。

GM-CSF是一种强免疫刺激细胞因子,可以促进树突状细胞和巨噬细胞的积聚和成熟,增强抗原提呈细胞的成熟和激活,增强全身性抗肿瘤细胞毒性T淋巴细胞效应[41]。

IFN-β是Ⅰ型干扰素家族的成员,具有抗病毒免疫功能和一般免疫刺激特性。据推测,OV介导的IFN-β表达通过诱导抗肿瘤免疫反应可能会增强溶瘤病毒治疗的有效性[42]。在临床前研究中,该技术应用于水疱性口炎病毒(VSV)已经产生了持续的反应,目前正在进行Ⅰ~Ⅱ期临床研究[43,44]。

3.针对抗肿瘤相关抗原(TAA)刺激适应性免疫反应的疫苗接种方法

某些肿瘤携带的抗原很少,还有一些肿瘤抗原的免疫原性弱。因此,OV可以配备高免疫原性的肿瘤抗原,以增强抗肿瘤、CD4和CD8抗原特异性T细胞反应。例如,表达人癌胚抗原(CEA)的麻疹病毒已用于治疗胶质母细胞瘤和卵巢癌,并显示能延缓肿瘤进展并改善总生存[45]。

4.TAA和免疫刺激因子的联合

有人提出通过双重基因工程修饰重组病毒,既有肿瘤抗原又有免疫刺激因子,可进一步增强抗肿瘤免疫原性反应,可能作为改进 OV 的一种策略。已经在牛痘病毒 Pexa-Vec(JX-594)中得到证实,该病毒携带 GM-CSF 和肿瘤相关抗原 HY。目前正在进行一些癌症的 I 期和 II 期临床研究,包括肝细胞癌、黑色素瘤和儿童肉瘤[45]。

5.改善肿瘤微环境

最后,通过保持病毒在肿瘤中的递送及抑制血管生成来逆转抑制性的肿瘤微环境的方法已被证明可抑制肿瘤生长。同时使用血管扩张剂(组胺、缓激肽或硝酸甘油)可以改善病毒的递送[46]。基因工程病毒载体表达透明质酸酶及其他细胞外基质降解酶,进一步增强病毒的递送[47]。此外,人们正在选择和(或)通过基因工程修饰溶瘤病毒以克服肿瘤中的酸性和低氧环境等物理屏障,随着诱导细胞融合使其在癌细胞之间递送。这一过程使病毒免受细胞外传播所受的物理限制,将病毒感染限制在细胞内[48]。最后,携带抗血管生成因子的病毒可减少肿瘤血供,延缓肿瘤进展[49]。事实上,基质金属蛋白酶抑制剂(MMP)的使用不仅限制了细胞外基质降解,也限制了新生血管的形成,在延缓肿瘤生长和血管生成方面显示出的结果令人鼓舞[50]。

尽管激发免疫系统对溶瘤病毒的系统性抗肿瘤作用至关重要,但这种反应要与宿主免疫系统清除病毒的潜力保持平衡。这一过程由于人类自然接触具有溶瘤潜能的病毒而进一步复杂化,因此这些 OV 通常预先存在针对它们的中和抗体或细胞免疫。常见病毒如呼肠孤病毒、单纯疱疹病毒、牛痘病毒和麻疹病毒,在治疗前通常会检测出已经存在的中和抗体,在应用病毒治疗后,抗体滴度会显著升高,产生强烈的抗病毒反应[51]。在对病毒获得性免疫反应达到高峰的同时,也会引起抗肿瘤反应,这种反应在治疗后持续数周[52]。这就引出了一个问题,是否需要强烈的抗病毒反应,通过吸引和激活免疫介质来促进更广泛的抗肿瘤反应。虽然这可能会适得其反,但任何抑制抗病毒免疫反应的过程,延长病毒颗粒的循环时间以增强肿瘤细胞的吸收为目标,都可能是有害的。人们相信这两者之间存在着微妙的平衡。研究人员已经在成功抗肿瘤反应的同时,找到克服中和抗体形成的方法。这些技术包括利用替代病毒血清型[53]、病毒衣壳的聚乙二醇化[54,55],以及聚合物涂层[56]。聚乙二醇化和聚合物涂层可防止抗体与病毒结合。此外,溶瘤病毒可以被修饰,减少抗原提呈至 T 细胞,从而延长病毒感染的持续时间[57]。另外,通过细胞毒性化学治疗预处理来抑制免疫系统,可以提高这些病毒的有效性[58]。最后,有人提出了"特洛伊木马"策略,即载体细胞(T 细胞、肿瘤细胞和间充质干细胞)在体外感染病毒,然后将这些载体细胞回输到体内。这样能将病毒带到肿瘤微环境中,同时使病毒抗原躲避免疫系统的攻击[59]。

5.5 癌症研究中包含哪些病毒类型

最早关于溶瘤病毒的研究集中在发现具有天然靶向和破坏癌细胞能力而致病性较低的一类病毒。这些溶瘤病毒治疗的早期阶段经历了许多失败,这些病毒包括腺病毒科、小 RNA 病毒科家族在内的试验都没有获得成功。一旦先进的分子实验室技术成功地构建出了能够避开宿主免疫系统的病毒,限制其对宿主细胞的毒性反应,并保持激发强大抗病毒作用的能力,许多其他的病毒被用来探索其治疗的潜能。目前,临床上开发的一系列溶瘤病毒包括 4 种 DNA 病毒、10 种 RNA 病毒和 1 种反转录病毒(表 5.1)。其中许多病毒仍处于临床前和临床研究的初始阶段。人类癌症中研发的第一种溶瘤病毒是 ONYX-015。迄今为止,在 Ⅰ~Ⅲ期临床试验中接受各种 OV 治疗的患者超过 1000 例。在 2015 年 10 月,美国食品药品管理局(FDA)和欧洲药品管理局(EMA)批准 TVEC 用于治疗晚期不可切除的黑色素瘤[60]。

腺病毒开创了溶瘤病毒治疗的先河[61]。目前,有 21 种溶瘤腺病毒正在进行临床试验。腺病毒是中等大小且没有包膜的 DNA 病毒,常作用于普通感冒中。由于腺病毒是人类常见的病原体,使用这种病毒的障碍在于其与已经存在中和抗体之间存在较高的免疫反应。另一个问题是它的平均大小中等,限制了基因产品的设计能力。然而,该病毒仍然是一种有效溶瘤病毒,能够产生高滴度,能够感染分裂的和非分裂的细胞,能够感染多种类型的细胞[62]。这种病毒利用正常宿主细胞中的 Rb 和 p53 基因进行复制。腺病毒转录因子 E1B-55k 和 E3B 结合并降解 p53 和 Rb 基因产物,从而防止细胞凋亡[63,64]。第一个嵌合式人类腺病毒 ONYX-015 经修饰后删除 E1B-55k,促进了病毒在含有 p53 突变肿瘤细胞内复制的特异性。这种 OV 已经在 Ⅰ 期和 Ⅱ 期临床试验中进行了研究[65],并与顺铂或 5-氟尿嘧啶联合使用[66]。然而,21 世纪初,该药物的专利权被授权给一家中国制药公司,该药物被命名为 H101,并放弃了进一步的药物开发。中国国家药品监督管理局批准 H101 用于头颈部肿瘤的治疗[67]。ONYX-015 和 H101 是最早的两种以溶瘤为目的的腺病毒,其他几种病毒目前正在研究中。目前正在进行 OBP-301(商品名:Telomelysin)治疗肝细胞癌的 Ⅰ 期研究,以及 Colo-Ad1(商品名:Enadenotucirev)治

表 5.1　溶瘤病毒的产品列表

病毒		名称	商品名	癌症	肉瘤	输注方式	载体
DNA	腺病毒	ONYX-015		头颈部癌、胰腺癌、卵巢癌、结直肠癌、多形性胶质母细胞瘤、肺癌、肝癌		IT,IV	E1B-55k-E3B 缺失
DNA	腺病毒	H101	Oncorine	头颈部鳞状细胞癌		IT	E1B-55k-E3 缺失
DNA	腺病毒	DNX-2401		多形性胶质母细胞瘤、卵巢癌	神经胶质肉瘤	IT	Δ-24-RGD 插入
DNA	腺病毒	VCN-01		胰腺癌、转移性实体瘤		IT	PH20 透明质酸酶插入
DNA	腺病毒	AdV/HSV-TK/GC		神经胶质瘤、三阴性乳腺癌、非小细胞肺癌		IT	TK 插入
DNA	腺病毒	LOAd703		胰腺癌、胆管癌、转移性结直肠癌、卵巢癌		IT	TMZ-CD40L 和 4-1BBL 插入
DNA	腺病毒	Colo-Ad1		结直肠癌、非小细胞肺癌、肾癌、膀胱癌、卵巢癌		IT	Ad3/11p 插入
DNA	腺病毒	AdV/HSV-tk/valacyclovir	ProstAtak	胰腺癌、肺癌、乳腺癌、前列腺癌		IT	TK 插入
DNA	腺病毒	Oncos-102		实体瘤、肉瘤		IT,IV	Δ-24-RGD 插入、GMCSF 插入

（待续）

表 5.1（续）

	病毒	名称	商品名	癌症	肉瘤	输注方式	载体
DNA	腺病毒	CG0070		膀胱癌（非肌层浸润）		IT、IV	E2F-1 启动子，GM-CSF 插入
DNA	腺病毒	Ad5-yCD-mutTKSR39rep-hIL12		前列腺癌		IT	IL-12+，yeast CD+，HSV-1/TK+
DNA	腺病毒	OBP-301	Telomelysin	肝细胞癌、黑色素瘤、食管癌		IT	hTERT 启动子
DNA	腺病毒	NSC-CRAd-Spk7		多形性胶质母细胞瘤		IT	Survivin 启动子
DNA	腺病毒	AdV-p53	Advexin（美国）、今又生（中国）	实体瘤、肉瘤		IT	p53 插入
DNA	腺病毒	Ad5-SSTR/TK-RGD		卵巢癌（妇科癌症）、神经胶质瘤		IT	SSTR、TK 和 RGD 插入
DNA	腺病毒	Ad5-CD-Tkrep		前列腺癌		IT	CD 和 TK 插入
DNA	腺病毒	CG7060		前列腺癌		IT	前列腺特异性增强子
DNA	腺病毒	CV764		前列腺癌		IT	将 E1A 基因置于前列腺增强子
DNA	腺病毒	CV7870		前列腺癌		IV	将 E1B 基因置于前列腺特异抗原增强子
DNA	腺病毒	Ad4-D24-RGD		晚期实体瘤		IT	RGD 插入

（待续）

表 5.1（续）

	病毒	名称	商品名	癌症	肉瘤	输注方式	载体
DNA	腺病毒	Ad-MAGEA3		非小细胞肺癌，其他实体瘤		IT	E1 和 E3 删除，MAGEA3 插入
DNA	牛痘病毒	Pexa-Vac (JX-594)	Pexastimogene devacirepvec	黑色素瘤，肝细胞癌，肾癌，头颈部癌，卵巢癌，儿童肉瘤，结直肠癌，乳腺癌	是	IT,IV	GM-CSF 插入，TK 删除
DNA	牛痘病毒	GL-ONC1		肺癌，头颈部癌，间皮瘤，所有实体瘤，腹膜转移，卵巢癌		IT,IV	Renilla 荧光素酶 GFP，B-半乳糖醛酸酶和 B-葡萄糖醛酸酶插入
DNA	牛痘病毒	vvDD-CDSR (JX-929)		结直肠癌，肝细胞癌，黑色素瘤，胰腺癌		IT,IV	TK 和 VGF 删除，CD 和生长抑素受体插入
DNA	疱疹病毒	T-VEC	Talimogene laherparepvec	黑色素瘤，头颈部癌，胰腺腺癌，肉瘤，三阴性乳腺癌	是	IT	GM-CSF 插入，ICP34.5 和 ICP47 删除
DNA	疱疹病毒	G207		多形性胶质母细胞瘤		IT	ICP34.5 删除，插入 LacZ 基因而删除 ICP6
DNA	疱疹病毒	HF10		乳腺癌，黑色素瘤，胰腺腺癌		IT	UL56 删除，UL52 单拷贝

（待续）

表 5.1（续）

病毒	名称	商品名	癌症	肉瘤	输注方式	载体
DNA	疱疹病毒	HSV1716	Seprehvir	肝细胞癌、多形性胶质母细胞瘤、间皮瘤、神经母细胞瘤、肉瘤	是	IT	ICP 34.5 删除
DNA	疱疹病毒	hGMCSF-HSV	OrienX010	黑色素瘤、肝细胞癌、胰腺癌、肺癌		IT	ICP34.5 删除,ICP47 删除,GMCSF 插入
DNA	疱疹病毒	G47-Δ		前列腺癌、头颈部癌、乳腺癌、神经胶质瘤		IT	ICP47 和 ICP34.5 删除
DNA	疱疹病毒	NV1020		结直肠癌肝转移		IT,IV	ICP34.5 删除，插入大肠杆菌 LacZ 基因使 ICP6 基因失活
DNA	疱疹病毒	HSV-1-rRp450		肝细胞癌、肉瘤（儿童）	是	IT,IV（肝动脉）	插入激活环磷酰胺的 cP450 转基因，胸苷激酶+
DNA	疱疹病毒	IL-12 表达 HSV1		卵巢癌、多形性胶质母细胞瘤		IT	IL-12 插入
DNA	细小病毒	H-1PV		多形性胶质母细胞瘤、胰腺癌		IT,IV	无

（待续）

表 5.1（续）

病毒	名称	商品名	癌症	肉瘤	输注方式	载体
RNA	PVS–RIPO		多形性胶质母细胞瘤		IT	IRES 替代
RNA	Reolysin		多形性胶质母细胞瘤、间皮瘤、肉瘤、结直肠癌、非小细胞肺癌、卵巢癌、黑色素瘤、胰腺癌、多发性骨髓瘤、头颈部癌		IT、IV	无
RNA	SVV–001		神经内分泌肿瘤、神经母细胞瘤、肺癌	是（2 例横纹肌肉瘤）	IT、IV	无
RNA	CVA21	Cavatak	黑色素瘤、乳腺癌、前列腺癌		IT	无
RNA	MV–CEA		多形性胶质母细胞瘤、卵巢癌		IT、IP	CEA 插入
RNA	MV–NIS		黑色素瘤、卵巢癌、小细胞癌、头颈部癌、三阴性乳腺癌、间皮瘤		IT、IV、IP	NIS 插入
RNA	ECHO–7	RIGVIR	黑色素瘤		IT	无

（待续）

表 5.1（续）

病毒	名称	商品名	癌症	肉瘤	输注方式	载体
RNA 反转录病毒	Toca-511		多形性胶质母细胞瘤,所有实体瘤		IT	CD 插入
RNA 新城疫病毒	PV701		头颈部和腹膜的晚期实体瘤	是（4 例）	IV	无
RNA 新城疫病毒	NDV-HUJ		黑色素瘤,多形性胶质母细胞瘤,神经母细胞瘤,肉瘤	否（研究被终止）		无
RNA 新城疫病毒	NV-1020		实体瘤			无
RNA 水疱性口浆病毒	VSV-HIFNb		子宫内膜癌,急性髓细胞性白血病,多发性骨髓瘤,T 细胞淋巴瘤,所有实体瘤			IFN-β
RNA 塞姆利基森林病毒	Vvax001		多形性胶质母细胞瘤,宫颈癌			编码 HPV 源性肿瘤抗原
RNA 马拉巴病毒	MG1-MAGEA3		非小细胞肺癌,其他实体瘤			MAGEA3 插入
RNA 辛德比斯病毒	无		宫颈癌			无

疗卵巢癌的Ⅰ期研究[68,69]。

尽管许多最初的研究都来自腺病毒,但是,迄今为止,疱疹病毒在实体肿瘤治疗方面最为成功,TVEC 最终获得 FDA 和 EMA 的批准。尽管 TVEC 备受关注,但还有另外 8 种疱疹病毒正在作为溶瘤病毒进行研究。单纯疱疹病毒 1 型(HSV-1)是一种有包膜的大型 dsDNA 病毒。因为 HSV 较大,其基因组更容易操作,允许插入多个额外的转基因,以提供更好的溶瘤潜能,并改进其安全性[70]。HSV-1 常引发唇疱疹。HSV-1 还可引起暴发性脑膜炎/脑炎,具有很高的死亡风险。HSV 是一种嗜神经性病毒,可引起隐性感染,其基因修饰的重点是安全性。因此,HSV-1 被修饰对肿瘤细胞具有特异性,减弱神经毒性,同时表达免疫刺激因子以增强病毒的免疫原性[62]。

牛痘病毒是溶瘤病毒治疗研究中的第三种 DNA 病毒。它是一种较大的、有包膜的 dsDNA 病毒,属于痘病毒家族。像腺病毒一样,它很容易进入大多数类型的细胞中,并快速形成较高的病毒滴度。与 HSV-1 一样,它的基因组大,与基因治疗技术契合,在增强溶瘤和免疫原性的同时降低致病性[71]。目前有三种不同的牛痘病毒正在进行临床研究。通过删除胸腺嘧啶激酶(TK)基因和疫苗特异性生长因子,每一种病毒都得以修饰以确保其对肿瘤的特异性。胸腺嘧啶激酶是一种挽救性酶,补充复制所需的脱氧核糖核酸。癌细胞含有足够的脱氧核糖核酸用于 DNA 复制,而正常宿主细胞则没有。如果缺乏有功能的 TK 基因,这类病毒不能在宿主细胞中复制,就确保了其对肿瘤细胞的特异性[72]。病毒产物被称为 vvDD(即牛痘病毒双重缺失),并作为目前正在研究的三种牛痘病毒的框架。Pexastimogene Devacirepvec(Pexa-Vac 或 JX-594)是一种利用 GM-CSF 转基因技术修饰的vvDD。这是研究最多的 vvDD,在其应用方面,已经开展了一项国际Ⅲ期临床试验(PHOCUS 试验),2015 年底开始招募晚期肝细胞癌患者[73]。已经报告了两项Ⅰ期试验的结果,一项单独和联合索拉非尼治疗原发性肝癌的Ⅱ期试验也已经完成[74,75]。随着试验的成功进展,Pexa-Vac 可能成为下一个被 FDA 批准的溶瘤病毒。

溶瘤病毒的早期研究主要集中于 DNA 病毒,然而,现在溶瘤病毒的许多研究是通过 RNA 病毒完成的。目前,共有 11 种 RNA 病毒正在进行溶瘤病毒的研究(表 5.1)。呼肠孤病毒是研究最多的 RNA 病毒。呼肠孤病毒是一种无毒的 ds-RNA 病毒,对肿瘤细胞具有先天特异性。这种特异性来自对 Ras 激活突变的依赖,以促进病毒复制。约 30%的肿瘤细胞含有 Ras 激活突变。在 Ras 激活的肿瘤细胞,呼肠孤病毒的复制过程是失控的,但在未突变的细胞中,通过激活真核转录因子抑制因子 2(eIF2),病毒复制受到抑制[62]。呼肠孤病毒血清 3 型 Dearing 株(商品名:Reolysin)正在进行临床试验,并显示出对多种类型癌症的活性。2015年,Reolysin 被 FDA 批准为治疗多形性胶质母细胞瘤(GBM)的孤儿药[76]。一项 Reolysin 联合紫杉醇和卡铂治疗头颈部鳞状细胞癌的 III 期临床试验已于 2014 年 5 月完成(NCT01166542)。目前有 25 项 Reolysin 的临床试验已经完成或者正在积极招募患者[77]。

5.6 溶瘤病毒的输注方式

溶瘤病毒的输注是通过瘤内注射(IT)、静脉注射(IV)和腹腔注射(IP)实现的。静脉给药在早期阶段所面临的挑战使瘤内注射成为主要的输注方法。瘤内注射取得了不同程度的成功。无法切除和(或)转移性肿瘤是致死的主要原因,因此,瘤内注射在很大程度上依赖于在原发肿瘤部位产生的免疫原性反应,以便产生全身的靶向效应。如前所述,这种免疫原性反应通过使用促炎细胞因子和(或)T 细胞共刺激分子修饰病毒基因组而增强。然而,病毒的异质性和肿瘤的多样性仍然限制了全身免疫原性反应的有效性。相比之下,静脉途径通过直接溶瘤效应,提供了同时治疗局部和全身肿瘤的机会。因此,对于晚期、转移性肿瘤和(或)那些由于解剖部位(腹膜后肿瘤)或生理屏障(脑瘤)而无法切除的肿瘤而言,这种方法仍然是一个具有吸引力的选择[78]。

尽管看似简单的全身输注理念,但是像病毒这样的自我扩增剂,在许多早期临床试验中并没有达到预期的效果。事实上,许多研究获益有限,并且造成令人困扰的流感样前驱症状,包括不同程度的发热、寒战、肌炎和关节炎等[79]。总体而言,目前缺乏可以证明 OV 全身应用优于传统治疗的 II/III 期临床试验。尽管如此,这些早期研究的失败有助于我们更好地理解与治疗性病毒生物分布有关的难题(表 5.2)。

显然,为了使这种方法有效,病毒必须在血循环中不被耗尽或降解,同时选择性地感染肿瘤细胞。宿主的防御,包括预先存在的中和抗体、补体激活和细胞因子效应的激活,是维持循环中的病毒而不被清除的主要障碍。除了宿主免疫系统产生的反作用外,病毒的生物分布还可能受到肺、肝和脾等组织中摄取病毒颗粒的限制。即使 OV 克服了宿主的防御,避免了网状内皮系统细胞的吞噬,病毒还必须成功脱离脉管系统,穿透肿瘤细胞外基质,靶向并感染肿瘤细胞。这种严酷的全身环境最终导致一些静脉注射试验的失败[79]。

表 5.2　溶瘤病毒的全身输注

病毒种类	病毒	基因修饰	癌症类型	病例数	治疗方案	毒性反应	结果	研究者
腺病毒	ONYX-015	E1B-55k 缺失	晚期肿瘤伴肺转移	10	I 期	没有剂量限制性毒性;2~3 级发热、寒战和疲乏常见	未设立肿瘤客观缓解	Nemunaitis 等[65]
腺病毒	ONYX-015	E1B-55k 缺失	胃肠癌伴肝转移	11	I 期,经肝动脉给药	没有剂量限制性毒性;2~3 级发热、寒战和疲乏常见	与化学治疗联合,客观缓解时间 7~17 个月	Reid 等[80]
腺病毒	ONYX-015	E1B-55k 缺失	胃肠癌伴肝转移	27	II 期,经肝动脉给药,联合 5-FU,亚叶酸	2 例出现 3/4 级胆红素升高;1 例出现严重 SIRS	PR 3 例,轻度缓解 4 例,SD 9 例,PD 11 例	Reid 等[81]
腺病毒	ONYX-015	E1B-55k 缺失	转移性结直肠癌	24	I/II 期,经肝动脉给药	没有剂量限制性毒性	中位生存时间 10.7 个月;PR 2 例,SD 11 例	Reid 等[82]
腺病毒	CG7870	E1B-55k 缺失	转移性激素抵抗性前列腺癌	23	I 期	1~2 级流感样症状;8 例出现 3 级发热和疲乏;1~2 级 AST/ALT 升高	5 例 PSA 下降;没有出现 PR 或 CR	Small 等[83]

（待续）

表5.2(续)

病毒种类	病毒	基因修饰	癌症类型	病例数	治疗方案	毒性反应	结果	研究者
腺病毒	Oncos-102	GMCSF+,knob蛋白变化,Δ24	难治性实体瘤	12	瘤内和静脉注射(第1,4,8,15,29,57,85,113,114天);试验3个不同剂量组,联合环磷酰胺	没有剂量限制性毒性	3个月时PET/CT扫描示疾病稳定的患者占40%。中位OS为9.3个月	Ranki等[84]
单纯疱疹病毒	NV1020	ICP0缺失,ICP4缺失,ICP34.5缺失,HSV-TK插入	结直肠癌伴肝转移	12	I期	轻中度自限性流感样症状	28天后,7例SD,2例PR,生存期为25个月	Kemeny等[85],Fong等[86]
单纯疱疹病毒	NV1020	ICP0缺失,ICP4缺失,ICP34.5缺失,HSV-TK插入	转移性直肠癌	13(I期)19(II期)	I/II期	发热性疾病,淋巴细胞减少2例	50%SD	Geevarghese等[87]
新城疫病毒	PV701	天然减毒	晚期实体瘤	79	I期	3级发热占11%	2例明显缓解,14例无进展	Pecora等[88]

(待续)

表 5.2(续)

病毒种类	病毒	基因修饰	癌症类型	病例数	治疗方案	毒性反应	结果	研究者
新城疫病毒	PV701	天然减毒	姑息性治疗的实体瘤	16	I 期	没有剂量限制性毒性,轻度流感样症状常见	4 例疾病稳定 6 个月	Laurie 等[89]
新城疫病毒	NDV-HUJ	天然减毒	多形性胶质母细胞瘤	14	I/II 期	5 例 1~2 级流感样症状	1 例 CR	Freeman 等[90]
新城疫病毒	PV701	天然减毒	晚期实体瘤	18	I 期	轻中度自限性流感样症状	4 例明显缓解,2 例轻度缓解	Hotte 等[91]
牛痘病毒	JX-594	TK-,LacZ+,GM-CSF+	不可切除的肝细胞癌	9	II 期;静脉注射,接着瘤内注射,然后口服索拉非尼	轻中度自限性流感样症状;索拉非尼没有特殊的不良反应	6/7 例出现坏死,5 例 SD,1 例 PR	Breitbach 等[92]
牛痘病毒	JX-594	TK-,LacZ+,GM-CSF+	黑色素瘤,非小细胞肺癌,肾细胞癌,头颈部癌	23	I 期	轻中度自限性流感样症状	未设立肿瘤客观缓解	Clinicaltrials.gov[93]

（待续）

表 5.2(续)

病毒种类	病毒	基因修饰	癌症类型	病例数	治疗方案	毒性反应	结果	研究者
牛痘病毒	GL-ONC1	Renilla 荧光素酶绿色荧光蛋白,B-galB-葡萄糖醛酸酶	晚期实体瘤	41	I 期	研究结果未公布	研究结果未公布	Clinicaltrials. gov[94]
牛痘病毒	GL-ONC1	Renilla 荧光素酶 GFP,B-半乳糖醛酸酶和 B-葡萄糖醛酸酶	头颈部癌	19	I 期,联合顺铂和放射治疗	研究结果未公布	研究结果未公布	Clinicaltrials. gov[95]
牛痘病毒	vvDD-CDSR (JX-929)	TK-、VGF-、LacZ、CD,生长抑素受体	黑色素瘤,乳腺癌,头颈部癌,肝细胞癌,结直肠癌,胰腺癌	26	I 期剂量递增试验,静脉或瘤内注射	研究结果未公布	研究结果未公布	Clinicaltrials. gov[96]
呼肠孤病毒	Reolysin	天然减毒	转移性实体瘤	33	I 期	轻中度自限性流感样症状	通过影像学和肿瘤标志物评估疗效	Vidal 等[97]

（待续）

表 5.2（续）

病毒种类	病毒	基因修饰	癌症类型	病例数	治疗方案	毒性反应	结果	研究者
细小病毒	H1-PV	野生型	多形性胶质母细胞瘤	18	I/IIa期，瘤内/脑内注射或静脉/脑内注射	研究结果未公布	研究结果未公布	Clinicaltrials.gov[98]
细小病毒	H1-PV	野生型	胰腺癌	积极招募中	I期，瘤内或静脉注射	积极招募中	积极招募中	Clinicaltrials.gov[99]
麻疹病毒	MV-NIS	编码甲状腺碘化钠共转运体	多发性骨髓瘤	16例，积极招募中	II期，联合环磷酰胺	积极招募中	积极招募中	Clinicaltrials.gov[100]
麻疹病毒	MV-NIS	编码甲状腺碘化钠共转运体	多发性骨髓瘤	积极招募中	I期，联合环磷酰胺	积极招募中	积极招募中	Clinicaltrials.gov[101]

Adopted from: *Advances in Virology*. Volume 2012 (2012), Systemic Delivery of Oncolytic Viruses: Hopes and Hurdles Mark S. Ferguson, Nicholas R. Lemoine, and Yaohe Wang[78].

面对这些困难,研究人员继续共同努力,以期修饰一种能够克服这些障碍的溶瘤病毒。他们试图在病毒表面覆盖一种聚合物,以减少肝脏清除,避免中和抗体攻击,这有助于改善病毒的生物分布,减少全身毒性[102]。我们还了解到在肝脏内的阻滞是由病毒与凝血因子 Xa 相互作用介导的[103],采用与 Xa 因子结合较弱的病毒和(或)使用华法林等消耗这些凝血因子的药物预处理,可使肝脏库普弗细胞的吸收最小化,从而显著增加全身输注的抗肿瘤作用[104]。为了进一步增强病毒的效力,研究人员正在尝试引入转基因手段以改变肿瘤微环境。清除基质金属蛋白酶抑制剂 TIMP3 在实体瘤异基因移植物的临床前研究中显示出良好的效果,构建 VEGF 受体[105]和 FGF 受体缺陷的 OV 病毒[106]并与抗血管生成药物联合使用时,可以使血管系统正常化并改善病毒的输注。

表 5.2 显示过去和现在研究 OV 全身输注的临床试验。随着对 OV 的药代动力学和药效学更深入地了解, 越来越多的试验正在研究通过静脉途径使用 OV, 未来静脉递送应用具有很好的前景。

5.7　溶瘤病毒在肉瘤中的输注

由于骨与软组织肉瘤往往存在肿瘤巨大、深在等特点,瘤内注射病毒可能不太实际。离体肢体灌注(ILP)是一种特殊的外科技术,通常用于治疗局部晚期或复发性肢体肉瘤。由于灌注回路独立于体循环之外,因此有人认为,ILP 是溶瘤病毒治疗的一种理想的给药方式,可以将病毒定向输注到肿瘤,同时也避免病毒被阻滞。过去使用 ILP 的体内模型证实了这种方法的有效性。与静脉给药相比,当使用 ILP 输注 OV 时,可以获得更高的瘤内病毒滴度。此外,标准 ILP 加上 OV 可延缓肿瘤生长,延长生存期[107]。

5.8　溶瘤病毒的安全性

病毒带有恐怖的含义,这一点可以从两个事件中暴露出来。20 世纪 80 年代美国艾滋病的流行和 2014 年美国埃博拉病毒的暴发,使公众变得异常敏感。这种恐惧感也蔓延到了科学界。当斯坦福大学的生物化学家 Paul Berg 开始他在基因剪接技术方面的开创性工作时, 他曾设想将病毒 DNA 拼接到细菌的基因组中。随着细菌的分裂和生长,病毒也会分裂和生长,任何与病毒基因组结合的基因都可以成倍地扩增。克隆和繁殖这些基因嵌合体的想法遭到了恐吓和悲观的对待。一位病毒学家曾警告 Berg:"普罗米修斯和赫洛斯塔图斯的杂交注定会带来恶果"。随着基因工程技术的发展,安全一直是人们关注的焦点。因此,在研究病毒及用病毒基因治疗癌症时,安全性始终是优先考虑的问题。需要特别关注可能的安全问题,如毒性、环境污染、突变,以及向野生型病毒的逆转。

OV 的安全性主要与给药(IT、IV 或 IP)的毒性有关。然而,人们更关注于环境污染和获得性有害突变相关的风险。伴随着科学家们的担忧,几十年来关于这些溶瘤病毒获得性突变的后果一直存在争议。尽管人们努力创造一种具有肿瘤特异性及低致病风险的病毒,但众所周知,在随后的 DNA 复制周期中,突变是常见的。如果发生突变,则总是存在风险,这些随机突变可能危及安全。对于任何具有内在基因组不稳定性的病毒而言, 最大的担忧之一是可能为野生型向致病性逆转的风险。例如,如果溶瘤病毒 HSV 被减弱并消除神经毒性,那么突变可能会使这种 OV 恢复为野生型,从而产生神经毒性的风险。这就使得像呼肠孤病毒这种在人类中不具有致病性的病毒,作为更合适的病毒平台来使用。如表 5.3 所示,突变在许多类型的病毒中已经有所描述。但到目前为止,所有类型病毒的突变都没有产生毒性更强的 OV[108]。

同样,与病毒脱落相关的风险也是早期临床前和临床试验的一个焦点。已经在几种病毒中发现 OV 脱落。例如,在临床试验中,给药 1 周后,在患者的咽拭子和皮肤脓疱中检测到活的 JX–594 病毒(一种牛痘病毒)[108]。脱落结果显示,72 名受试者中有 8 例患者(11%)注射后 2 周在注射部位的表面检测到 TVEC[109-111]。在任何时间点检测肿瘤敷料外表面都没有发现病毒。此外,在呼肠孤病毒的临床试验中观察到患者的尿液、唾液和粪便样本中存在病毒脱落。然而,理论上的病毒脱落的后果并没有显现。有人认为 OV 载体的脱落可能导致同一亚组病毒之间的同源重组。从理论上讲,野生型病毒与重组 OV 病毒的同源重组会产生新的野生型病毒,由于重定向策略,它可能会扩展组织趋向性。然而,迄今为止,从未在任何临床试验中发现这种重组[108]。

虽然没有长期的数据来证实安全性,但一项注册的观察性研究正在进行中,目的是观察使用过 TVEC 治疗的受试者的长期生存率和安全性[112]。在实践中,与溶瘤病毒治疗相关的毒性一直较低。如前文所述,通过维持针对肿瘤细胞的特异性并使其致病性最小化,与溶瘤病毒治疗相关的不良事件主要在于给药方式,以及对病毒的全身免疫反应。瘤内注射具有手术操作过程本身的风险:出血、感染,以及器官或周围组织的损伤。同样,腹腔内注射(IP)是通过经皮导管/分流装置完

表 5.3　溶瘤病毒的毒性反应

病毒	举例	肿瘤选择性	携带性	靶向性	毒性	脱靶	突变
腺病毒	ONYX-015, oncorine, Δ24, ColoAd1, Telomelysin	E1B-55k	是	是	低	有	无
HSV-1	TVEC, NV1020, G207	UL39, ICP 34.5, ICP47	是	是	低	有限	少见
牛痘病毒	Pexa-Vac, vvDD-CDSR, GL-ONC1	TK-	是	否	低	有	无
细小病毒	H1-PV						
脊髓灰质炎病毒	PVS-RIPO	CD55 过表达	否	否	低	无	有
呼肠孤病毒	Reolysin	野生型	是	否	低	有	有
塞内加谷病毒	SVV-001	野生型	否	否	低	无	有
柯萨奇病毒	CAVATAK	ICAM-1/DAF 受体	N/A	N/A	低	没有信息	有
麻疹病毒	MV-NIS, MV-CEA	CD46 受体	是	是	低	无	无
肠病毒	RIGVIR						
反转录病毒	Toca511						
新城疫病毒	PV701, HUJ	野生型	是	是	低	有	无
水疱性口炎病毒	VSV-hIFNB	I 型 IFN	是	是	低	无	有
塞姆利基森林病毒	VVax001						
辛德比斯病毒	?						

Adopted from: *Hum Vaccin Immunother*. 2015 Jul; 11(7): 1573–1584. Oncolytic viruses: From bench to bedside with a focus on safety. Pascal RA Buijs, et al.[108]

成的,也有类似的风险。虽然这些风险缺乏直接证据,但风险本身就是存在的,在某种程度上与操作人员有关[108]。

注射部位可能发生不良事件,如红斑、局部皮肤色素减退变色、硬结、发热和疼痛。少见的是,注射的皮肤肿块可能发生坏死,诱发局部和(或)全身感染。同样,注射的病变淋巴结可能增大或坏死。少数情况下,坏死的淋巴结可能需要采取补救措施,如持续引流。在临床研究中,"注射部位疼痛"和"注射部位反应"的不良事件十分常见。在 TVEC 治疗的受试者中,发生率≥10%,大多数的注射部位疼痛和注射部位反应都是轻度到中度的。注射 TVEC 的皮肤肿块和病变淋巴结的坏死很少发生,但易引起局部/区域性感染(即蜂窝织炎)。在迄今为止的临床研究中,在 TVEC 治疗的受试者中,蜂窝织炎常见,发生率为 1%~10%。当给予 TVEC 的初始剂量浓度为 10^6 PFU/mL(血小板形成单位)时,与基线时血清 HSV-1 阳性的受试者相比,血清阴性的受试者似乎并没有发生更严重的注射部位反应[112]。

溶瘤病毒治疗后的全身症状常见。这些全身症状包括寒战、疲乏、头痛、肌痛和发热,可以统称为"流感样症状"。在迄今为止的临床研究中,国际医学用语词典(Med DRA)所指的寒战、疲乏、头痛、流感样症状、肌痛和发热等不良事件十分常见,TVEC 治疗的受试者中发生率≥10%。事实上,99%的患者发生了不同级别的不良事件。其中大多数事件是轻度至中度的,3 级或 4 级治疗相关不良事件的发生率为 11%。当给予初始剂量浓度为 10^6 PFU/mL 的 TVEC 时,基线时血清 HSV-1 阴性的受试者似乎并没有比血清阳性者出现更多的流感样症状。这些症状是自限性的,没有后遗症[113]。

此外,溶瘤病毒免疫治疗也不能避免相关的自身免疫反应。根据 TVEC 治疗黑色素瘤研究中免疫介导性不良事件的回顾,2%的受试者发生了可能与 TVEC 相关的免疫介导性不良事件,包括血管炎、肾小球肾炎、急性肾衰竭、肺炎及银屑病加重。5%的患者发生了白癜风。在这些病例中还发现了其他诱导因素,包括已经存在的免疫介导性疾病、其他合并用药或治疗过程中的医疗事件[109]。

从理论上讲,GM-CSF 的转基因表达可能引起与内源性 GM-CSF 相关的免疫反应。抗 GM-CSF 抗体在普通人群中偶尔也可检测到(高达 9.6%)[114]。已有隐球菌性脑膜炎和肺泡蛋白沉积症与 GM-CSF 自身抗体有关的病例报道[93]。

已经证明,GM-CSF 的自身抗体能复制非人类灵长类动物的肺泡蛋白沉积症[116]。目前尚不清楚,在有限暴露于转基因表达 GM-CSF 的 TVEC 或 Pexa-Vec 情况下,这种现象是否会出现。

通过静脉途径输注病毒也会发生类似的药物相关的不良反应,发热、寒战和流感样症状常见。然而,静脉给药还会带来其他风险,这些风险与肝脏的首过效应有关。这种首过效应不仅影响病毒的生物分布,还会引起肝脏毒性。一项Ⅱ期研究显示, 经肝动脉注射腺病毒 ONYX-015 治疗胃肠道恶性肿瘤肝转移偶尔会出现高胆红素血症,包括Ⅲ~Ⅳ级高胆红素血症 2/27 例[81]。在最近一项静脉注射牛痘病毒(vvDD)的Ⅰ期研究中,该病毒被用于治疗 11 例不同实体瘤患者。其中一些受试者的肝脏转氨酶轻度升高,ALT 轻度升高 3 例(27%),AST 轻度升高 8 例(72%),碱性磷酸酶轻度升高 7 例(76%),总胆红素轻度升高 3 例(27%)。由于每例患者都有引起肝内/肝外胆道阻塞的肝内或胰腺肿瘤负荷, 因此认为这些指标一过性的升高与病毒无关。相反,可能与病毒输注或肿瘤的性质和部位有关,随着疾病进展引起实验室检查异常。因此,由病毒感染引起的炎症导致肿瘤早期肿胀可产生这种作用,但很难与肿瘤进展区分开来[117]。

静脉注射 OV 的Ⅰ期或Ⅱ期研究共有 22 项。除了少数试验显示肝功能指标轻度升高,尚无剂量限制毒性的报道。值得注意的是,不良事件可能包括与病毒有关的、同步化学治疗/放射治疗伴随的事件,或者是与肿瘤有关的体征/症状,还有疾病进展。迄今为止的数据表明,溶瘤病毒治疗是一种安全的、耐受性良好的人体免疫疗法。因此,在将来溶瘤病毒治疗中,静脉注射 OV 在临床上仍然是切实可行的。

目前,在接受 OV 治疗的患者中,还没有发现非肿瘤组织被感染的病例。在 TVEC 获得批准的关键临床研究中, 与 HSV 感染有关不良事件的发生率,TVEC 组为 5.5%(n=16),GM-CSF 组为 1.6%(n=2)。其中大多数都是口腔疱疹,TVEC 组中单纯疱疹和疱疹性角膜炎各 1 例。疱疹性角膜炎患者在参加研究之前就有相关病史。由于没有进行病毒检测,无法证实该病例是否为野生型疱疹或 TVEC 所引起的。如果接受 OV 治疗的患者发生非肿瘤组织感染,将会出现与野生型病毒相似的临床症状或体征[109]。

5.9　溶瘤病毒在骨和软组织肉瘤中的作用机制

肉瘤是一类来源于间叶组织的异质性肿瘤[118]。过去,肉瘤的治疗以外科手术、放射治疗和细胞毒性化学治疗为主。最近,靶向治疗(受体酪氨酸激酶抑制剂和 mTOR 抑制剂)的应用在提高总生存率方面取得了一定的成功。然而,复发和转移性肉瘤的治疗仍具有挑战性[119,120]。在过去的 10 年中,溶瘤病毒治疗肉瘤的临床前和临床研究有所进展[121]。在耐药肉瘤中应用 OV 的第一项试验始于 2010 年。

通过直接的肿瘤内溶解及细胞毒性 T 细胞介导的免疫反应，溶瘤病毒治疗在肉瘤中显示出抗肿瘤的作用。主要机制可能因病毒类型而不同，但总体来说，抗肿瘤作用是一个持续的过程，即病毒通过与细胞表面受体结合进入细胞，细胞对病毒复制的敏感性，以及引起细胞死亡和细胞毒性 T 细胞反应。

在启动溶瘤过程中，OV 受体的表达起着关键作用。与其他肿瘤的 OV 一样，病毒必须通过某些特定的标记物被吸引到肿瘤细胞。因此，如果肉瘤细胞没有特定的标记物，就不会成为病毒的目标，这在腺病毒治疗中已经被证实。柯萨奇病毒–腺病毒受体（CAR）是腺病毒与细胞表面结合的途径。CAR 在许多组织中都有表达，因此腺病毒具有许多类型细胞的趋向性。然而，许多恶性细胞上 CAR 的表达水平很低。在肉瘤（特别是横纹肌肉瘤）中 CAR 的表达水平普遍很低。不与 CAR 受体结合，溶瘤腺病毒无法进入肿瘤细胞，无法产生有效的溶瘤和（或）免疫反应[122]。同样，在 HSV–1 中，典型的细胞表面进入受体，连接蛋白 2 和疱疹病毒进入介导子（HVEM）在肉瘤细胞株中表达水平低，同时连接蛋白 1 表达水平较高。尽管 oHSV 仍能通过连接蛋白 1 受体进入细胞，但与该受体表达相关的突变有可能对病毒进入肉瘤细胞产生重大影响。相反，连接蛋白 1 过表达并不能提高 oHSV 的治疗效果。因此，OV 受体的表达起着重要的作用，但其抗肿瘤作用的自限性似乎不依赖于病毒的进入（至少在 oHSV 中）[123]。

病毒一旦进入肉瘤细胞，就必须进行复制，促进细胞裂解，进而再被邻近细胞所摄取。小鼠肉瘤模型中的研究显示出完整的 IFN 反应，该反应在肿瘤细胞中通常是不活跃的。完整的 IFN 反应可使病毒被快速清除，这可能是 OV 复制的主要障碍[123]。此外，根据体外研究，有人提出，相邻的未感染细胞凋亡可能限制病毒在肉瘤中的传染，进一步支持 IFN 限制病毒在肉瘤细胞内的复制[124]。再者，虽然肉瘤细胞中的肿瘤微环境尚未被完全了解，但似乎有一种趋势，即存在免疫抑制细胞因子（IL–10），导致抗肿瘤免疫诱导的不利环境。最后，肉瘤通常体积巨大，整个肿瘤摄取病毒本身具有挑战性。研究表明，单次注射可以根除较小的肿瘤，但 OV 效应对较大肿瘤（平均体积>4000mm³）的影响有限。利用肉瘤模型，一个小组研究了 OV 分次注射的方式以达到更广泛的分布。在巨大肿瘤的 5 个不同部位分次给药，能显著改善抗肿瘤作用[125]。在其他肿瘤系中，已经找到了实现肿瘤内病毒分布最大化的其他方法，包括抗血管生成分子、蛋白酶和基质修饰金属蛋白酶，这些方法有可能影响肉瘤中 OV 的作用[126,127]。

肉瘤细胞系也显示出一种有效的 OV 介导的抗肿瘤 T 细胞反应。具有超强肿瘤特异性抗原的肿瘤最有可能获得杀死未感染的旁观者肿瘤细胞的效应。在横纹肌肉瘤细胞系中使用 oHSV1 疗法,Leddon 等证明体外病毒的溶瘤作用并不能预测整体的抗肿瘤效果。因此,肿瘤的退缩主要是由抗肿瘤 T 细胞反应介导的,病毒诱导的获得性免疫反应能力的任何差异都可能显著影响病毒的治疗效果[123]。

5.10　在骨和软组织肉瘤研究中的溶瘤病毒种类

通过了解骨和软组织肉瘤的生物学特性,选择具有一致性特征的病毒,提高了溶瘤病毒治疗的实用性。一些病毒已经在临床前和临床试验中进行治疗肉瘤的研究。目前,还没有 FDA 批准用于肉瘤的溶瘤病毒。

与一般的溶瘤病毒治疗一样,腺病毒已经在骨和软组织肉瘤的 OV 治疗方面处于领先地位。大部分的认识来自临床前的研究。这种病毒具有许多特征,使其可以作为治疗的关键溶瘤载体。腺病毒已经构建了被用于靶向 p53 缺陷细胞的腺病毒。如前文所述,ONYX-015 经基因工程技术删除早期转录基因 E1B-55k 和 E3B, 这些基因限制了病毒复制到缺乏功能性 p53 的细胞。肉瘤有高频率的 p53 突变(40%~75%)和二次修饰,如 MDM-2 基因扩增,导致 p53 失活(10%~30%),由此产生了针对肉瘤细胞的特异性[128-130]。在取得这些成功的同时,也存在一些局限性。首先,横纹肌肉瘤已经显示能下调细胞表面受体(CAR),抑制病毒进入细胞。临床前研究已有针对性的方法来克服这一特点。通过将 CAR 基因导入缺乏这些受体的肉瘤细胞,能够提高溶瘤作用[122]。另一些研究人员则通过制造一种将病毒连接到细胞表面的抗体或通过制造重组腺病毒完全绕过受体,这种腺病毒不依赖于 CAR 进行病毒结合和内吞作用[131]。尽管腺病毒溶瘤病毒治疗的临床前研究仍在继续,但目前尚无临床试验研究这种病毒在癌症药物治疗中的安全性或有效性。

最初, 一些评估肉瘤和 oHSV 的研究是在 2002 年用 HSV 菌株 G207 和 NV1020 进行的。对 NV1020 进行基因修饰时, 只删除了 ICP34.5 基因的一个拷贝, 而 ICP6 保持完整[70]。与之相比,G207 被删除 ICP34.5 时,ICP6 基因通过插入大肠杆菌 LacZ 基因而失活[132]。使用这两种重组 HSV 对横纹肌肉瘤、纤维肉瘤和骨肉瘤细胞系的治疗有一定益处,但对尤因肉瘤细胞系的疗效较差[121,122,125]。在这一早期研究的基础上,将 HSV-G207 和长春新碱联合使用,在治疗腺泡状横纹肌肉瘤时疗效增强[133]。为了确保 oHSV 在巨大肿瘤中的治疗效果,研究人员寻求在肿瘤的 5 个不同部位分次注射给药,为巨大肿瘤提供了更好的治疗效果[125]。通过肉瘤特异性启动子,可以提高病毒靶向肉瘤细胞的特异性。人钙结合蛋白启动子在骨和软组织肉瘤中异常表达。在平滑肌肉瘤小鼠模型中进行了研究。在钙结合蛋白启动子插入 HSV 基因组后,将 oHSV 注射到平滑肌肉瘤异种移植物中。使用启动子可以在不损伤邻近的非肉瘤细胞情况下稳定地达到缓解[134]。首次使用 oHSV,即 HSV1716(ICP34.5 缺失)的临床试验在 2010 年开始,纳入所有非中枢神经系统的实体肿瘤,包括横纹肌肉瘤、骨肉瘤、尤因肉瘤、软组织肉瘤、神经母细胞瘤、肾母细胞瘤、恶性周围神经鞘瘤和斜坡脊索瘤。据估计,将纳入 30 例患者,预计 2017 年底完成入组[135]。

　　另一种有效治疗肉瘤的 DNA 病毒是牛痘病毒。如前所述,牛痘病毒是一种双突变的减毒病毒:①胸苷激酶(TK)基因缺失;②生长因子缺失。Pexastimogene devacirepvec,即 Pexa-Vac(JX-594)是研究最多的牛痘病毒。在一项 Ⅰ 期试验中首次用于 1 例肉瘤患者,该试验探讨其在恶性实体肿瘤中的可行性、安全性和抗肿瘤作用[136]。后来,在一项规模更大的 Ⅰ 期剂量递增试验中进行了研究,专门针对标准治疗耐药的晚期、不可切除的儿童实体瘤患者,包括神经母细胞瘤、横纹肌肉瘤、肾母细胞瘤和尤因肉瘤。OV 通过瘤内注射给药。到目前为止,研究数据尚未发表[137]。最近,一个法国的研究小组开始招募患者,进行 Pexa-Vac 的试验,与节拍性环磷酰胺联合治疗晚期软组织肉瘤患者。一旦确定最大耐受剂量,他们将开始进行这种药物组合的 Ⅱ 期试验[138]。随着对免疫治疗认识的不断深入,联合免疫治疗已成为研究的新标准。临床前基础研究表明,抗 CTLA-4 治疗与瘤内(IT)注射溶瘤病毒相结合可以克服全身抗 CTLA-4 治疗的原发耐药性。目前正在招募患者进行伊匹木单抗(抗 CTLA-4 抗体)联合 Pexa-Vac 的 Ⅰ 期临床试验,包括肉瘤在内的恶性实体瘤,以研究其可行性、安全性及抗肿瘤作用。

　　呼肠孤病毒是一种 RNA 病毒。已经用于许多恶性肿瘤(包括肉瘤)的研究。它依赖 RAS 激活促进病毒复制和细胞裂解,对癌细胞具有固有的特异性。通过 Ras 通路激活信号在肉瘤中很常见。Reolysin 是一种人工合成的呼肠孤溶瘤病毒的商品名,迪林菌株,血清 3 型。在 Reolysin 用于横纹肌肉瘤、尤因肉瘤、骨肉瘤和滑膜肉瘤的初次试验中,发现其具有明显的抑制生长的作用。已知呼肠孤病毒需要功能性细胞转录机制进行复制,当 Reolysin 与 DNA 损伤药物顺铂或放射治疗联合应用时,这些相同细胞系的生长抑制作用进行了评估。呼肠孤病毒分别与顺铂或放射治疗(每天 4Gy,共 5 天)联合治疗尤因肉瘤(ES)、骨肉瘤小鼠异种移植物、横纹肌肉瘤及 ES 小鼠异种移植物,均符合强化治疗标准[139]。在这项临床前研究后,开展了一项 Ⅱ 期试验,Reolysin 的剂量是 3×10E10 TCID50(50%组织细胞培养感染量),静脉滴注 60 分钟以上(治疗的前 5 天),每 28 天为一个周期,用于治疗骨和软组织肉瘤,特别是肺转移。2009 年 ASCO 年会上,这项研究以摘要形式发表。当时,入组共计患者 43 例,包括滑膜肉瘤(13 例)、骨肉瘤(7 例)、平滑肌肉瘤(7 例)、MFH(5 例)、尤因肉瘤(1 例)、脊索瘤(1 例)及其他肉瘤(9 例)。有 33 例患者可评估疗效,14 例(42%)患者疾病稳定至少持续 2 个月,其中 5 例患者疾病稳定超过 6 个月[140]。这项研究于 2011 年 4 月完成,但最终结果尚未公布。到目前为止,还没有 Reolysin 与化学治疗/放射治疗联合治疗肉瘤的临床试验。

塞内加谷病毒(SVV)是一种双链 RNA 病毒,尚未明确其能否引发人类疾病。SVV-001 是由该病毒衍生而来的溶瘤病毒。尽管 SVV-01 与肿瘤细胞结合的特异性受体尚不清楚, 但研究发现其在具有神经内分泌标记的细胞系中选择性复制。骨和软组织肉瘤一般不具有神经内分泌特征,因此,几乎所有受试的肉瘤细胞系没有感染过 SVV-001。然而,神经内分泌标记物 NRCAM 常见于横纹肌肉瘤。2010 年,儿童肿瘤学组开始招募年轻患者进行一项 Ⅰ 期试验,研究 SVV-001 的副作用和最佳剂量, 用于治疗具有神经内分泌特征的复发或难治性肿瘤的年轻患者,包括 2 例 RMS 患者。虽然没有剂量限制性毒性,但中和抗体似乎限制其应用, 因为所有患者在 3 周内都清除了血液和粪便中的病毒,17/18 例患者产生了中和抗体[141]。

新城疫病毒(NDV)是一种快速复制的 RNA 病毒,其肿瘤选择性由干扰素(INF)信号通路的先天缺陷产生,该缺陷在包括肉瘤在内的多种肿瘤中常见。PV701 是一株在实体肿瘤细胞系中具有细胞毒性的 NDV,在一项 Ⅰ 期试验中,进行了 PV701 用于标准治疗失败的晚期癌症患者的研究。共研究了 79 例患者,其中肉瘤患者 4 例。总体来说,毒性是可耐受的,无进展生存期为 4~31 个月,显示出持久的全身抗肿瘤作用。4 例肉瘤患者的具体情况在报道中没有特别强调[88]。NDV-HUJ 是 PV701 的同类药,它在肉瘤中的第一项临床试验后被撤回了。迄今为止,还没有将 NDV 用于肉瘤的临床试验[142]。

5.11　溶瘤病毒联合抗肿瘤药物治疗肉瘤

外科手术是软组织肉瘤(STS)的一线治疗方法,因为它具有更大的治愈潜能。

放射治疗在控制局部疾病方面作用明确,可在术前或术后进行。大约有 1/2 的中、高级别 STS 患者会出现转移,其 5 年生存率只有 50%[143]。除了化学治疗特别敏感的亚型以外,全身化学治疗在辅助治疗或转移性疾病的治疗中作用有限[144]。因此,迫切需要新的治疗方法和策略以克服耐药性。这促进了免疫治疗在肉瘤中的研究,包括溶瘤病毒。越来越多的人认识到,OV 作为抗癌治疗,在临床上最重要的应用可能是联合其他治疗方法,包括放射治疗、细胞毒性化学治疗、靶向化学治疗或其他形式的免疫治疗,特别是免疫检查点抑制。由此引发了在许多肿瘤组织,包括肉瘤中 OV 与其他治疗方式相结合的研究。一系列联合治疗的试验总结在表 5.4 中。

5.12　溶瘤病毒联合化学治疗的基本原理

自 20 世纪 40 年代以来,化学治疗一直是癌症治疗的标准。单药应用的作用有限,但是,几种化学治疗药物联合使用或者是与放射治疗等其他治疗方法联合使用,获益可能较大。因此,研究人员开始研究标准细胞毒性化学治疗联合溶瘤病毒的方法。

如前所述,通过基因工程可以提高 OV 的免疫应答。通过诱导免疫原性杀伤机制,化学治疗可产生与溶瘤病毒的协同反应。这种免疫原性反应是在癌细胞暴露于化学治疗药物后产生的,化学治疗药物能诱导介质的形成,从而把吞噬细胞和树突状细胞吸引到细胞即将死亡的部位;还可形成其他介质,如危险相关分子模式(DAMP),其功能是阻止免疫耐受。这两种功能的结合可以使免疫细胞接近细胞裂解/凋亡的部位,也可防止免疫抑制反应,从而产生强大的免疫介导的抗癌作用。除了杀伤肿瘤细胞的协同机制外,OV 联合化学治疗可能有助于克服肿瘤微环境中被认为限制 OV 疗效的一些屏障[146]。

在体内和体外的研究中, 已经证明许多化学治疗药物与 OV 联合使用是有效的。环磷酰胺具有促进树突状细胞活化、促炎细胞因子产生和 T 细胞增殖的能力。另外,这种化学治疗药物可以通过抑制局部固有的免疫细胞和消耗调节性 T 细胞来促进 OV 的复制,从而增强细胞毒性 T 细胞的抗肿瘤活性[145]。环磷酰胺已显示与 HSV-1、腺病毒、牛痘病毒、呼肠孤病毒、麻疹病毒、黏液瘤病毒和水疱性口炎病毒均有协同作用。同样,吉西他滨和多西他赛与各种各样的 OV 联合使用时,抗肿瘤活性也能得到增强。吉西他滨、多西他赛和环磷酰胺已在 I 期试验中进行了研究,证明其安全性。其他化学治疗药物也进行了与 OV 的研究,包括硼

表 5.4　溶瘤病毒联合治疗的临床试验（Adopted from Meyers et al.[145]）

病毒类型	病毒名称	癌症类型	临床试验分期	用药途径	联合治疗方案	试验注册号
腺病毒	ONYX-015	头颈部癌	I（撤回）	IT	顺铂+5-FU	NCT00006106
腺病毒	H101	头颈部癌	III	IT	顺铂	中国试验
腺病毒	DNX-2401	神经胶质瘤，胶质肉瘤	I	IT	干扰素-γ	NCT02197169
腺病毒	DNX-2401	神经胶质瘤，胶质肉瘤	II	IT	帕博利珠单抗	NCT02798406
腺病毒	DNX-2401	神经胶质瘤	I	IT	替莫唑胺	NCT01956734
腺病毒	VCN-01	胰腺癌	I	IT	吉西他滨+白蛋白紫杉醇	NCT02045589
腺病毒	VCN-01	实体瘤	I	IV	吉西他滨+白蛋白紫杉醇	NCT02045602
腺病毒	Colo-Ad1	实体瘤	I	IV	纳武利尤单抗	NCT02636036
腺病毒	AdV-tk/GC	儿童脑瘤	I	IT	RT	NCT00634231
腺病毒	AdV-tk/GC	神经胶质瘤	Ib	IT	RT	NCT00751270
腺病毒	AdV-tk/GC	神经胶质瘤	IIa	IT	RT	NCT00589875
腺病毒	AdV-tk/GC	胰腺癌	I / II	IT	吉西他滨+RT+mFOLFIRINOX	NCT02446093
腺病毒	AdV-tk/GC	非小细胞肺癌	II	IT	SBRT+纳武利尤单抗	NCT02831933
腺病毒	AdV-tk/GC	前列腺癌	III	IT	RT	NCT01436968

（待续）

表 5.4(续)

病毒类型	病毒名称	癌症类型	临床试验分期	用药途径	联合治疗方案	试验注册号
腺病毒	AdV-tk/GC	前列腺癌	I / II	IT	近距离放射治疗	NCT01913106
腺病毒	AdV-tk/GC	三阴性乳腺癌,非小细胞肺癌	II	IT	SBRT+帕博利珠单抗	NCT03004183
腺病毒	Ad5-yCD/mutTKSR39-rep-ADP	非小细胞肺癌	I	IT	SBRT	NCT03029871
腺病毒	Ad5-yCD/mutTKSR39-rep-ADP	前列腺癌	II	IT	IMRT	NCT00583492
腺病毒	Ad5-yCD/mutTKSR39-rep-ADP	胰腺癌	I	IT	标准化学治疗	NCT02894944
腺病毒	Ad5-yCD/mutTKSR39-rep-hIL12	胰腺癌	I	IT	标准化学治疗	NCT03281382
腺病毒	NSC-CRAd Survivin-pk7	神经胶质瘤	I	IT	标准化学治疗/放射治疗	NCT03072134
腺病毒	Ad-CMV-p53 (Advexin,INGN 201)	转移性肝癌	I	动脉内	卡培他滨	NCT02842125
腺病毒	Ad-CMV-p53 (Advexin,INGN 201)	口咽癌	II (终止)	IT	顺铂+RT	NCT00017173
腺病毒	Ad-CMV-p53 (Advexin,INGN 201)	乳腺癌	I	IT	标准化学治疗	NCT00004038

(待续)

表5.4（续）

病毒类型	病毒名称	癌症类型	临床试验分期	用药途径	联合治疗方案	试验注册号
腺病毒	Ad-CMV-p53（Advexin, INGN 201）	乳腺癌	II	IT	多柔比星+多西他赛	NCT00286247
腺病毒	Ad-CMV-p53（Advexin, INGN 201）	乳腺癌	II	IT	多柔比星+多西他赛	NCT00044993
腺病毒	Ad-CMV-p53（Advexin, INGN 201）	小细胞肺癌	I/II	IT	卡铂/依托泊苷	NCT00049218
腺病毒	Ad-CMV-p53（Advexin, INGN 201）	非小细胞肺癌	I	IT	RT	NCT00004225
腺病毒	LOAd703	胰腺癌	I/II	IT	吉西他滨（标准化疗）	NCT02750196
腺病毒	Oncos-102	黑色素瘤	I	IT	环磷酰胺+帕博利珠单抗	NCT03003676
腺病毒	Oncos-102	间皮瘤	II	胸腔内	培美曲塞+顺铂	NCT02879669
腺病毒	Oncos-102	间皮瘤	II	胸腔内	培美曲塞+顺铂	EudraCT#: 2015-005143-13
腺病毒	Oncos-102	实体瘤	I	IP	德瓦鲁单抗	NCT02963831
腺病毒	Oncos-102	实体瘤	I	IT	环磷酰胺	NCT01598129
腺病毒	Telomelysin	食管癌	I	IT	XRT	NCT03213054
腺病毒	Telomelysin	实体瘤	I	IT	帕博利珠单抗	NCT03172819
HSV	TVEC	乳腺癌	I/II	IT	紫杉醇	NCT02779855

（待续）

表 5.4（续）

病毒类型	病毒名称	癌症类型	临床试验分期	用药途径	联合治疗方案	试验注册号
HSV	TVEC	三阴性乳腺癌或结直肠癌	I	IT	阿特珠单抗	NCT03256344
HSV	TVEC	头颈部癌	I	IT	帕博利珠单抗	NCT02626000
HSV	TVEC	头颈部癌	Ib/Ⅲ	IT	帕博利珠单抗	EudraCT#: 2015-003011-38
HSV	TVEC	头颈部癌	Ⅲ	IT	顺铂+XRT	NCT01161498
HSV	TVEC	淋巴瘤和非黑色素瘤皮肤癌	II	IT	纳武利尤单抗	NCT02978625
HSV	TVEC	黑色素瘤	I/II	IT	伊匹木单抗	NCT01740297
HSV	TVEC	黑色素瘤	Ib/II	IT	伊匹木单抗	EudraCT#: 2012-000307-32
HSV	TVEC	黑色素瘤	II	IT	RT	NCT02819843
HSV	TVEC	黑色素瘤	II	IT	帕博利珠单抗	NCT02965716
HSV	TVEC	黑色素瘤	Ⅲ	IT	帕博利珠单抗	NCT02263508
HSV	TVEC	黑色素瘤	Ib/II	IT	帕博利珠单抗	EudraCT#: 2014-000185-22
HSV	TVEC	黑色素瘤（BRAF+）	I	IT	联合 MEK+BRAF 抑制剂（达拉非尼+曲美替尼）	NCT03088176
HSV	TVEC	肉瘤	I/II	IT	RT	NCT02453191

（待续）

表5.4(续)

病毒类型	病毒名称	癌症类型	临床试验分期	用药途径	联合治疗方案	试验注册号
HSV	TVEC	肉瘤	II	IT	RT	NCT02923778
HSV	TVEC	肉瘤	II	IT	帕博利珠单抗	NCT03069378
HSV	HF-10	黑色素瘤	II	IT	伊匹木单抗	NCT03153085
HSV	HF-10	黑色素瘤	II	IT	伊匹木单抗	NCT02272855
HSV	HF-10	黑色素瘤	II	IT	纳武利尤单抗	NCT03259425
HSV	HF-10	胰腺癌	I	IT	标准化学治疗	NCT03252808
HSV	G207	儿童脑瘤	I	IT	RT	NCT02457845
HSV	G207	神经胶质瘤	I	IT	RT	NCT00157703
牛痘病毒	JX-594	乳腺癌,肉瘤	I/II	IV	环磷酰胺	NCT02630368
牛痘病毒	JX-594	肝细胞癌	II	IV 和 IT	索拉菲尼	NCT01171651
牛痘病毒	JX-594	肝细胞癌	III	IT	索拉菲尼	NCT02562755
牛痘病毒	JX-594	肝细胞癌	III	IT	索拉菲尼	EudraCT#: 2014-001985-86
牛痘病毒	JX-594	实体瘤	I	IT	伊匹木单抗	NCT02977156
牛痘病毒	JX-594	肝细胞癌	I/II	IT	纳武利尤单抗	NCT03071094
牛痘病毒	JX-594	结直肠癌	I/II	IV	伊立替康	NCT01394939
牛痘病毒	PROSTVAC	前列腺癌	I/II	SC	纳武利尤单抗和（或）伊匹木单抗	NCT02933255
牛痘病毒	PROSTVAC	前列腺癌	II	SC	伊匹木单抗	NCT02506114
牛痘病毒	PROSTVAC	前列腺癌	II	SC	多西他赛+泼尼松	NCT01145508

（待续）

表 5.4（续）

病毒类型	病毒名称	癌症类型	临床试验分期	用药途径	联合治疗方案	试验注册号
牛痘病毒	PROSTVAC	前列腺癌	II	SC	多西他赛	NCT02649855
牛痘病毒	PROSTVAC	前列腺癌	II	SC	氟他胺	NCT00450463
牛痘病毒	PROSTVAC	前列腺癌	II	SC	恩杂鲁胺	NCT01867333
牛痘病毒	PROSTVAC	前列腺癌	II	SC	恩杂鲁胺	NCT01875250
牛痘病毒	NV1020	肝肿瘤	I/II	动脉内	二线化学治疗	NCT00149396
脊髓灰质炎病毒/鼻病毒	PVS-RIPO	神经胶质瘤	II	IT	洛莫司汀	NCT02986178
柯萨奇病毒	CVA21	非小细胞肺癌	I	IV	帕博利珠单抗	NCT02824965
柯萨奇病毒	CVA21	黑色素瘤	I	IT	伊匹木单抗	NCT02307149
柯萨奇病毒	CVA21	黑色素瘤	I	IV	帕博利珠单抗	NCT02565992
柯萨奇病毒	CVA21	实体瘤	I	IV	帕博利珠单抗	NCT02043665
柯萨奇病毒	CVA21	膀胱癌	I	IT	丝裂霉素 C	NCT02316171
马尔堡病毒	MG1	非小细胞肺癌	I/II	IM	AdMA3 疫苗+帕博利珠单抗	NCT02879760
马尔堡病毒	MG1	实体瘤	I/II	IM	AdMA3 疫苗	NCT02285816
呼肠孤病毒	Reolysin	膀胱癌	I	IT	吉西他滨+顺铂	NCT02723838
呼肠孤病毒	Reolysin	结直肠癌	I	IV	FOLFIRI+贝伐珠单抗	NCT01274624
呼肠孤病毒	Reolysin	结直肠癌	II	IV	FOLFOX+贝伐珠单抗	NCT01622543

（待续）

表5.4(续)

病毒类型	病毒名称	癌症类型	临床试验分期	用药途径	联合治疗方案	试验注册号
呼肠孤病毒	Reolysin	黑色素瘤	I	IV	硼替佐米+地塞米松	NCT02514382
呼肠孤病毒	Reolysin	黑色素瘤	I	IV	来那度胺或泊马度胺	NCT03015922
呼肠孤病毒	Reolysin	黑色素瘤	I	IV	卡非佐米+地塞米松	NCT02101944
呼肠孤病毒	Reolysin	胰腺癌	I	IV	帕博利珠单抗+化学治疗	NCT02620423
呼肠孤病毒	Reolysin	胰腺癌	II	IV	卡铂/紫杉醇	NCT01280058
呼肠孤病毒	Reolysin	胰腺癌	II	IV	吉西他滨	NCT00998322
呼肠孤病毒	Reolysin	儿童脑瘤	I	IV	GM-CSF	NCT02444546
呼肠孤病毒	Reolysin	非特指型儿童肿瘤	I	IV	环磷酰胺	NCT01240538
呼肠孤病毒	Reolysin	卵巢癌	II	IV	紫杉醇	NCT01199263
呼肠孤病毒	Reolysin	乳腺癌	II	IV	紫杉醇	NCT01656538
呼肠孤病毒	Reolysin	卵巢癌	II	IV	紫杉醇	NCT01199263
呼肠孤病毒	Reolysin	头颈部癌	III	IV	卡铂/紫杉醇	NCT01166542
呼肠孤病毒	Reolysin	头颈部癌	II	IV	卡铂/紫杉醇	NCT00753038
呼肠孤病毒	Reolysin	头颈部癌	III	IV	卡铂/紫杉醇	EudraCT#: 2009-016940-38

（待续）

表 5.4（续）

病毒类型	病毒名称	癌症类型	临床试验分期	用药途径	联合治疗方案	试验注册号
呼肠孤病毒	Reolysin	头颈部癌	II	IT	低剂量 XRT	EudraCT#: 2006-002190-49
呼肠孤病毒	Reolysin	前列腺癌	II	IV	多西他赛+泼尼松	NCT01619813
呼肠孤病毒	Reolysin	非小细胞肺癌	II	IV	多西他赛或培美曲塞	NCT01708993
呼肠孤病毒	Reolysin	非小细胞肺癌	II	IV	卡铂/紫杉醇	NCT00998192
呼肠孤病毒	Reolysin	非小细胞肺癌	II	IV	卡铂/紫杉醇	NCT00861627
呼肠孤病毒	Reolysin	黑色素瘤	II	IV	卡铂/紫杉醇	NCT00984464
呼肠孤病毒	Reolysin	实体瘤	I/II	IV	卡铂/紫杉醇	EudraCT#: 2006-006515-76
麻疹病毒	MV-NIS	骨髓瘤	I/II	IV	环磷酰胺	NCT00450814
麻疹病毒	MV-NIS	非小细胞肺癌	I	IV	阿特珠单抗	NCT02919449
塞内加谷病毒	SVV-001	实体瘤	I	IV	环磷酰胺	NCT01048892
塞内加谷病毒	SVV-001	小细胞肺癌	II	IV	卡铂/依托泊苷	NCT01017601

Clinical trials searched in clinicaltrials.gov, Canadian clinical trials, and European Union clinical trials.

替佐米、多柔比星、米托蒽醌、伊立替康、丝裂霉素 C 和替莫唑胺,均显示出略有不同的增强抗肿瘤活性的机制。它们在体外显示有活性,但尚未在临床试验(Simpson)中进行研究。OV 还与靶向化学治疗联合使用。JX-594(商品名:Pexa-Vac)是一种 vvDD,它含有 GM-CSF 基因产物以增强其免疫原性,目前正在进行 I 期和 II 期临床试验,与索拉非尼联合治疗肝细胞癌[62]。

无论是否联合异环磷酰胺,多柔比星都是大多数类型软组织肉瘤(STS)首选的一线化学治疗方案。在临床前试验中,已经研究了这些药物与重组腺病毒 CGTG-102(Ad5/3-D24-GMCSF)的联合。CGTG-102 被修饰后,在 p16/Rb 缺陷细胞中进行选择性复制,后者包括大多数人类癌细胞,同时也编码之前提到的强效免疫刺激分子 GMCSF。已经证明,CGTG-102 与环磷酰胺或替莫唑胺联合使用是安全的。Siurala 等在一项研究中探讨了 CGTG-102 联合多柔比星和异环磷酰胺对仓鼠模型中 STS 细胞的影响。他们证实了细胞杀伤能力的增加及相关的免疫原性细胞死亡标记物的上调。该临床前研究数据支持多柔比星或多柔比星联合异环磷酰胺在 STS 治疗中的转化应用潜力[147]。

在法国国家癌症研究所的一项单中心的研究中,研究人员开展了一项随机、双臂、非对照的 II 期试验,评估 JX-594 与节拍性环磷酰胺联合治疗晚期软组织肉瘤患者的有效性和安全性。研究目的是确定抗肿瘤活性,主要研究终点是根据 RECIST v1.1 标准评估 6 个月无进展率(CR、PR 或 SD)。次要研究终点包括客观有效率和根据 CHOI 标准评估最佳总有效率。2015 年 9 月开始入组,预计到 2018 年 9 月入组 118 例患者(NCT02630368)。目前还没有初步的结果。

5.13 溶瘤病毒联合放射治疗的基本原理

放射治疗涉及癌症生物学的基本原理,以及辐射与正常组织和恶性组织的生物学相互作用。电离辐射通过直接损伤 DNA 或通过局部的水离子化形成化学自由基间接损伤 DNA,从而发挥其生物学效应。DNA 损伤可以是碱基损伤、单链断裂、双链断裂及这些类型的不同组合。细胞会试图修复 DNA 损伤。如果 DNA 损伤不可修复,细胞将通过凋亡触发死亡[148]。

已经在许多肿瘤模型中证实了各种病毒制剂联合外放射治疗(EBRT)在体外和体内的抗肿瘤作用。病毒和 EBRT 的联合在体外及皮下转移的前列腺癌、头颈部癌、肺癌、结肠癌、甲状腺癌、胆管癌、黑色素瘤和恶性胶质瘤中显示出协同治疗效果。相互作用的机制尚未完全阐明，但可能是多方面的。有人认为，溶瘤病毒和 EBRT 联合有望产生良好的效果，包括通过上调病毒受体提高病毒的感染性、促进病毒的摄取、更有效的复制和（或）更高水平的基因表达。反之，病毒可以作为放射增敏剂增强放射治疗效果。病毒通过抑制 DNA 修复和下调抗凋亡蛋白发挥放射增敏作用[149]。

最近的一篇文献综述表明，在接受术前单纯放射治疗的肉瘤患者中，约 10% 的患者的肿瘤坏死率≥95%，而术前单纯放射治疗的患者中，约 25% 的患者的肿瘤坏死率≥80%[150,151]。进一步分析表明，只有术前放射治疗肿瘤坏死率≥95% 的患者，可改善局部和远处控制率及总生存率[151]。O'Sullivan 等比较了可切除肢体 STS 的术前与术后外放射治疗（EBRT）。长期随访显示局部控制率和疾病特异性生存率无统计学差异。因此，有必要提高放射治疗的疗效，以达到更高的肿瘤坏死率，在成功保肢的前提下，确保切除的肿瘤有明显的切缘，以此治疗肉瘤。由于放射治疗在许多类型肉瘤治疗中起着至关重要的作用，因此，OV 对这些肿瘤放射增敏的前景非常值得期待，这种联合治疗已经进行了临床前和临床研究。

有许多国家的临床试验研究了放射治疗联合溶瘤病毒治疗多种肿瘤。通常情况下，放射治疗作为特定组织学类型肿瘤的标准治疗方案的一部分。目前，有两项美国的临床试验研究在肉瘤中应用放射治疗联合溶瘤病毒，一项是由爱荷华大学研究人员率先开展的，另一项来自梅奥诊所。

爱荷华大学的研究人员正在探索 TVEC 用于四肢和躯干肉瘤的新辅助放射治疗。约有 23 例受试者将参加这项单臂的 I/II 期试验，比较 TVEC 同步放射治疗与 NCCN 肉瘤指南推荐的标准术前放射治疗。这些患者经组织学证实，被诊断为 II B~IV 期高级别的软组织肉瘤，且被认为不可获得足够阴性切缘的根治性手术，而适合进行术前放射治疗。腹膜后肉瘤、骨肉瘤、尤因肉瘤、卡波西肉瘤和内脏肉瘤的患者，以及既往（或目前）患有自身免疫性疾病或服用任何免疫抑制剂的患者均被排除在外。I 期试验的目的是通过剂量限制毒性发生率评估新辅助 TVEC 联合术前 EBRT 的安全性和耐受性。II 期研究的目的是通过病理完全缓解率（pCR）评估术前 TVEC 和放射治疗的疗效。次要研究终点包括根据 RECIST v1.1 评估总有效率、疾病进展时间和总生存期。采用标准的"3+3"剂量递减设计。在开始放射治疗前 3 周，TVEC 4.0mL 在超声引导下或直接进行瘤内注射，初始药物浓度为 10^6PFU/mL，以后每周用药浓度为 10^8PFU/mL。同时，根据 NCCN 指南同步在 5 周内进行 50Gy 的标准剂量放射治疗。继续每周注射 TVEC，直到 4~6 周后,患者接受手术。手术在放射治疗结束后 4~6 周进行,以使急性毒性反应得到恢复。这项研究于 2015 年 7 月开始入组。每 12 周对患者进行一次影像学检查随访,历时 24 个月。采用 CTCAE v4.0 评估剂量限制性毒性反应(DLT)。在研究发表时,共纳入 7 例患者。没有 1 例需要降低剂量。大多数不良反应在预期内,为 1 级。疲乏(100%)、流感样症状(71.4%)、发热(71.4%)和恶心(57.1%)均予支持治疗。贫血(85.7%)和谷丙转氨酶升高(57.1%)是自限性的。7 例患者中有 6 例出现放射性皮炎,但没有发生感染。无严重不良事件发生,包括与治疗相关的死亡(图 5.1 和图 5.2)[152]。

除了这项试验,梅奥诊所的一个小组正在准备一项类似的 II 期试验,研究术前 TVEC 和放射治疗联合用于潜在可切除的肢体和躯干的软组织肉瘤患者。这项试验定于 2017 年 8 月 15 日开始,计划招募 40 例患者。该小组暂时推迟了 II 期试验中的受试者招募,以确定所需的预注册信息[153]。

5.14 溶瘤病毒联合免疫治疗的基本原理

免疫治疗正逐渐成为与手术、放射治疗和化学治疗(细胞毒性和靶向治疗)并列的癌症治疗的标准选择。免疫治疗是一种涵盖拮抗免疫抑制的新技术,包括肿瘤疫苗、过继细胞输注、免疫检查点抑制剂和溶瘤病毒等。如前所述,溶瘤病毒单独使用时,临床效果不佳。转移性肿瘤患者的死亡率高,因此,溶瘤病毒治疗的

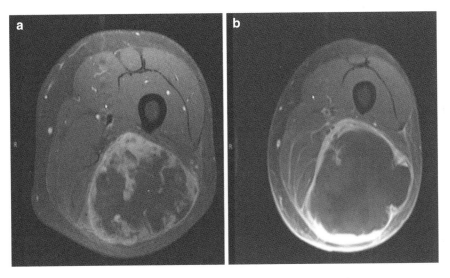

图 5.1 UPS 患者治疗前(a)和治疗后(b)的 MRI 图像。

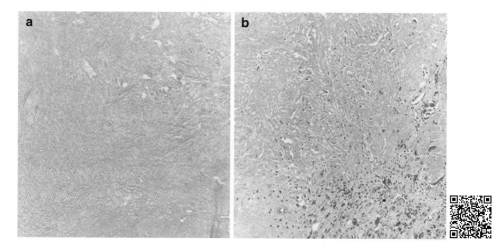

图 5.2 组织病理学切片。HE 染色显示肿瘤坏死(a),以及肿瘤坏死伴有散在残留肿瘤细胞和周围淋巴细胞浸润(b)。

临床效果取决于全身性抗肿瘤效果。许多肿瘤的疗效不佳,是由于免疫原性反应差和免疫抑制的肿瘤微环境。当溶瘤病毒与其他形式的免疫治疗联合使用时,这种状况有望得到控制。

免疫检查点抑制(抗 PD1/PD-L1 和抗 CTLA-4)联合溶瘤病毒治疗,在许多肿瘤模型和几种不同的病毒中进行了研究。CTLA-4 位于 T 细胞上,与抗原提呈细胞上的受体结合,阻断 T 细胞的激活。因此,抗 CTLA-4 可阻止这种负反馈信号,激活 T 细胞的功能,由此产生强大的免疫反应,有可能克服抑制性肿瘤微环境。PD1/PD-L1 的功能略有不同,副作用较轻。靶向 T 细胞上的 PD1 受体可通过阻断与肿瘤细胞上表达的 PD-L1 的结合来增强 T 细胞的活化,从而限制了免疫介导的肿瘤侵袭。一般认为,肿瘤 PD-L1 表达越高、肿瘤浸润淋巴细胞浓度越高,PD-L1 抑制剂的效果越明显。已知溶瘤病毒可增加 PD-L1 的表达。其次,正如前所述,这些病毒可通过转基因工程技术转导免疫刺激介质,如标志性的 GMCSF,把 T 细胞吸引到肿瘤微环境。因此,联合使用溶瘤病毒和阻断 PD-L1 的免疫检查点抑制剂似乎是完美的组合[154]。

联合治疗的临床前研究很有希望。Zamarin 等证实了联合 CTLA-4 抑制剂与溶瘤新城疫病毒在小鼠黑色素瘤模型中的巨大潜力。他们发现单独采用 OV 治疗产生的全身抗肿瘤免疫反应较弱,而联合 CTLA-4 抑制剂,可提高抗肿瘤反应并改善长期生存率[10]。目前有 19 项免疫检查点抑制剂联合溶瘤病毒的试验[145]。

一项正在进行的 Ⅱ 期试验研究伊匹木单抗(抗 CTLA-4 单抗)联合 TVEC 治疗局部进展期和转移性黑色素瘤患者,中期结果很有希望,ORR 为 41%,完全缓解率(CR)为 24%[155]。而 TVEC 单药治疗的患者,ORR 为 26%,CR 为 11%[109]。最近开展了一项 Ⅱ 期试验, 目的是研究 TVEC 联合纳武利尤单抗治疗耐药的淋巴瘤或转移性非黑色素瘤的皮肤癌患者的疗效[156]。此外,一项随机 Ⅲ 期试验正在探索程序性细胞死亡蛋白 1(PD-1)抑制剂帕博利珠单抗联合 TVEC 治疗不可切除黑色素瘤的疗效[157],预计 2019 年 1 月 1 日前完成入组。Colo-Ad1 还与 PD-1 抑制剂联合治疗结直肠癌、膀胱癌和头颈部癌。这些研究还在招募 Ⅰ 期试验的患者。

目前,有一项试验专门研究在肉瘤中涉及溶瘤病毒的联合免疫治疗。纪念斯隆·凯特林癌症中心的一项单中心 Ⅱ 期试验目前正在招募患者,探讨 TVEC 联合帕博利珠单抗治疗转移性和(或)局部晚期肉瘤的疗效。TVEC 和帕博利珠单抗均在第 1 周第 1 天应用,之后每 3 周 1 次。主要研究终点是最佳客观反应率。2017 年 3 月开始入组,预计到 2020 年 3 月纳入 27 例患者。目前尚无初步研究的数据[158]。

结论

在晚期恶性肿瘤的治疗中,溶瘤病毒拓展了免疫治疗的实践,令人鼓舞。在各种恶性肿瘤中,溶瘤病毒的应用取得了许多成功。2015 年 10 月美国食品药品管理局(FDA)和欧洲药品管理局(EMA)批准了 TVEC 治疗不可切除的晚期黑色素瘤。溶瘤病毒可能尚未充分发挥其潜力,相信进一步努力加强病毒递送、提高免疫效应并确保安全性,肯定会提高这些溶瘤病毒的治疗潜力。

这些溶瘤病毒在肉瘤中的应用还处于起步阶段。目前,有几项试验正在招募组织学确诊的骨和软组织肉瘤患者,研究溶瘤病毒单独使用或者与化学治疗、放射治疗和免疫治疗联合使用效果。今后的研究重点将集中在病毒的剂量和递送。在 OPTiM 试验中,对于大于 5cm 的黑色素瘤,病毒的注射剂量是 4mL。肉瘤的体积可能非常大,尤其是肢体和躯干的肉瘤,需要考虑使用更大的注射剂量。此外,我们推测,药物通过纳米技术能够有效地把药物递送并渗透进这些巨大的肿瘤中。

随着正在进行的试验不断完成, 初步数据得到证实, 溶瘤病毒不仅在肉瘤中,在其他恶性肿瘤中也有望成为标准治疗。将来,进一步提高这种治疗方法在肉瘤和其他肿瘤中的疗效是充满希望的。

(庄荣源 译 王志明 周宇红 校)

参考文献

1. Woolhouse M, Scott F, Hudson Z, Howey R, Chase-Topping M. Human viruses: discovery and emergence. Philos Trans R Soc Lond Ser B Biol Sci. 2012;367(1604):2864–71.
2. Levaditi C, Nicolau S. Sur la culture de virus vaccinal dans les neoplasmes epitheliaux. CR Soc Biol. 1922;86:928.
3. Levaditi C, Nicolau S. Affinite du virus herpetique pour les neoplasmes epitheliaux. CR Soc Biol. 1922;87:498–500.
4. Moore AE. The destructive effect of the virus of Russian Far East encephalitis on the transplantable mouse sarcoma 180. Cancer. 1949;2:525–34.
5. Moore AE. Effect of inoculation of the viruses of influenza A and herpes simplex on the growth of transplantable tumors in mice. Cancer. 1949;2:516–24.
6. Kaufman HL, Kohlhapp FJ, Zloza A. Oncolytic viruses: a new class of immunotherapy drugs. Nat Rev Drug Discov. 2015;9:642–62.
7. Seliger B. Strategies of tumor immune evasion. BioDrugs. 2005;19:347–54.
8. Hegde PS, Karanikas V, Evers S. The where, the when, and the how of immune monitoring for cancer immunotherapies in the era of checkpoint inhibition. Clin Cancer Res. 2016;22:1865–74.
9. Heinzerling L, Künzi V, Oberholzer PA, Kündig T, Naim H, Dummer R. Oncolytic measles virus in cutaneous T-cell lymphomas mounts antitumor immune responses in vivo and targets interferon-resistant tumor cells. Blood. 2005;106:2287–94.
10. Zamarin D, Holmgaard RB, Subudhi SK, Park JS, Mansour M, Palese P, Merghoub T, Wolchok JD, Allison JP. Localized oncolytic virotherapy overcomes systemic tumor resistance to immune checkpoint blockade immunotherapy. Sci Transl Med. 2014;6:226ra32.
11. Hanahan D, Weinberg RA. Hallmarks of cancer: the next generation. Cell. 2011;144(5):646–74. https://doi.org/10.1016/j.cell.2011.02.013.
12. Meurs E, Chong K, Galabru J, Thomas NS, Kerr IM, Williams BR, Hovanessian AG. Molecular cloning and characterization of the human double-stranded RNA-activated protein kinase induced by interferon. Cell. 1990;62:379–90.
13. Elde NC, Child SJ, Geballe AP, Malik HS. Protein kinase R reveals an evolutionary model for defeating viral mimicry. Nature. 2009;457:485–9.
14. Clemens MJ. Targets and mechanisms for the regulation of translation in malignant transformation. Oncogene. 2004;23:3180–8.
15. Yu Z, Chan MK, O-charoenrat P, Eisenberg DP, Shah JP, Singh B, Fong Y, Wong RJ. Enhanced nectin-1 expression and herpes oncolytic sensitivity in highly migratory and invasive carcinoma. Clin Cancer Res. 2005;11:4889–97.
16. Dorig RE, Marcil A, Chopra A, Richardson CD. The human CD46 molecule is a receptor for measles virus (Edmonston strain). Cell. 1993;75:295–305.
17. Anderson BD, Nakamura T, Russell SJ, Peng KW. High CD46 receptor density determines preferential killing of tumor cells by oncolytic measles virus. Cancer Res. 2004;64:4919–26.
18. Guo P, Huang J, Wang L, Jia D, Yang J, Dillon DA, Zurakowski D, Mao H, Moses MA, Auguste DT. ICAM-1 as a molecular target for triple negative breast cancer. Proc Natl Acad Sci. 2014;111:14710–5.
19. Au GG, Lincz LF, Enno A, Shafren DR. Oncolytic Coxsackievirus A21 as a novel therapy for multiple myeloma. Br J Haematol. 2007;137:133–41.
20. Shafren DR, Au GG, Nguyen T, Newcombe NG, Haley ES, Beagley L, Johansson ES, Hersey P, Barry RD. Systemic therapy of malignant human melanoma tumors by a common cold-producing enterovirus, coxsackievirus a21. Clin Cancer Res. 2004;10:53–60.
21. Shafren DR, Sylvester D, Johansson ES, Campbell IG, Barry RD. Oncolysis of human ovarian cancers by echovirus type 1. Int J Cancer. 2005;115:320–8.
22. You Z, Fischer DC, Tong X, Hasenburg A, Aguilar-Cordova E, Kieback DG. Coxsackievirus-adenovirus receptor expression in ovarian cancer cell lines is associated with increased ade-

novirus transduction efficiency and transgene expression. Cancer Gene Ther. 2001;8:168–75.

23. Liapis H, Adler LM, Wick MR, Rader JS. Expression of αv β3 integrin is less frequent in ovarian epithelial tumors of low malignant potential in contrast to ovarian carcinomas. Hum Pathol. 1997;28:443–9.

24. Morizono K, Xie Y, Ringpis GE, Johnson M, Nassanian H, Lee B, Wu L, Chen IS. Lentiviral vector retargeting to P-glycoprotein on metastatic melanoma through intravenous injection. Nat Med. 2005;11:346–52.

25. Hammond AL, Plemper RK, Zhang J, Schneider U, Russell SJ, Cattaneo R. Single-chain antibody displayed on a recombinant measles virus confers entry through the tumor-associated carcinoembryonic antigen. J Virol. 2001;75:2087–96.

26. Mansour M, Palese P, Zamarin D. Oncolytic specificity of Newcastle disease virus is mediated by selectivity for apoptosis-resistant cells. J Virol. 2011;85:6015–23.

27. Bischoff JR, Samuel CE. Mechanism of interferon action. Activation of the human P1/eIF-2α protein kinase by individual reovirus s-class mRNAs: s1 mRNA is a potent activator relative to s4 mRNA. Virology. 1989;172:106–15.

28. Bischoff JR. An adenovirus mutant that replicates selectively in p-53 deficient human tumor cells. Science. 1996;274:373–6.

29. He B, Gross M, Roizman B. The gamma(1)34.5 protein of herpes simplex virus 1 complexes with protein phosphatase 1alpha to dephosphorylate the alpha subunit of the eukaryotic translation initiation factor 2 and preclude the shutoff of protein synthesis by double-stranded RNA-activated protein kinase. Proc Natl Acad Sci U S A. 1997;94:843–8.

30. Ruiz AJ, Russell SJ. MicroRNAs and oncolytic viruses. Curr Opin Virol. 2015;13:40–8.

31. Kim NW, Piatyszek MA, Prowse KR, Harley CB, West MD, Ho PL, Coviello GM, Wright WE, Weinrich SL, Shay JW. Specific association of human telomerase activity with immortal cells and cancer. Science. 1994;266:2011–5.

32. Liu TC, Hwang T, Park BH, Bell J, Kirn DH. The targeted oncolytic poxvirus JX-594 demonstrates antitumoral, antivascular, and anti-HBV activities in patients with hepatocellular carcinoma. Mol Ther. 2008;14(1):118–28.

33. Stojdl DF, Abraham N, Knowles S, Marius R, Brasey A, Lichty BD, Brown EG, Sonenberg N, Bell JC. The murine double-stranded RNA-dependent protein kinase pkr is required for resistance to vesicular stomatitis virus. J Virol. 2000;74:9580–5.

34. Goldsmith K, Chen W, Johnson DC, Hendricks RL. Infected cell protein (ICP)47 enhances herpes simplex virus neurovirulence by blocking the CD8+ T cell response. J Exp Med. 1998;187(3):341–8.

35. Thomas MA, Broughton RS, Goodrum FD, Ornelles DA. E4orf1 limits the oncolytic potential of the E1B-55K deletion mutant adenovirus. J Virol. 2009;83:2406–16.

36. Duarte S, Carle G, Faneca H, de Lima MC, Pierrefite-Carle V. Suicide gene therapy in cancer: where do we stand now? Cancer Lett. 2012;324(2):160–70.

37. Fuchita M, Ardiani A, Zhao L, Serve K, Stoddard BL, Black ME. Bacterial cytosine deaminase mutants created by molecular engineering demonstrate improved 5FC-mediated cell killing *in vitro* and *in vivo*. Cancer Res. 2009;69(11):4791–9.

38. Freytag SO, Khil M, Stricker H, Peabody J, Menon M, DePeralta-Venturina M, Nafziger D, Pegg J, Paielli D, Brown S, Barton K, Lu M, Aguilar-Cordova E, Kim JH. Phase I study of replication-competent adenovirus-mediated double suicide gene therapy for the treatment of locally recurrent prostate cancer. Cancer Res. 2002;62(17):4968–76.

39. Yamamoto S, Suzuki S, Hoshino A, Akimoto M, Shimada T. Herpes simplex virus thymidine kinase/ganciclovir-mediated killing of tumor cell induces tumor-specific cytotoxic T cells in mice. Cancer Gene Ther. 1997;4(2):91–6.

40. ClinicalTrials.gov. Phase 3 study of ProstAtak® immunotherapy with standard radiation therapy for localized prostate cancer (PrTK03). Clinical Trials Identifier: NCT01436968. (2011). https://clinicaltrials.gov/ct2/show/NCT01436968.

41. Toda M, Martuza RL, Rabkin SD. Tumor growth inhibition by intratumoral inoculation of defective herpes simplex virus vectors expressing granulocyte macrophage colony-stimulating factor. Mol Ther. 2000;2:324–9.

42. Willmon CL, Saloura V, Fridlender ZG, Wongthida P, Diaz RM, Thompson J, Kottke T,

Federspiel M, Barber G, Albelda SM, Vile RG. Expression of IFN-β enhances both efficacy and safety of oncolytic vesicular stomatitis virus for therapy of mesothelioma. Cancer Res. 2009;69:7713–20.

43. ClinicalTrials.gov. Viral therapy in treating patient with refractory liver cancer or advanced solid tumors. Clinical Trials Identifier: NCT01628640 (2012). https://clinicaltrials.gov/ct2/show/NCT01628640.

44. ClinicalTrials.gov. Trial of intratumoral administration of recombinant vesicular stomatitis virus in patients with refractory solid tumors. Clinical Trials Identifier: NCT02923466 (2016). https://clinicaltrials.gov/ct2/show/NCT02923466.

45. Aitken AS, Roy DG, Bourgeois-Daigneault MC. Taking a stab at cancer; oncolytic virus-mediated anti-cancer vaccination strategies. Biomedicine. 2017;5(1):3.

46. Bilbao R, Bustos M, Alzuguren P, Pajares MJ, Drozdzik M, Qian C, Prieto J. A blood-tumor barrier limits gene transfer to experimental liver cancer: the effect of vasoactive compounds. Gene Ther. 2000;7:1824–32.

47. Ganesh S, Gonzalez-Edick M, Gibbons D, Van Roey M, Jooss K. Intratumoral coadministration of hyaluronidase enzyme and oncolytic adenoviruses enhances virus potency in metastatic tumor models. Clin Cancer Res. 2008;14:3933–41.

48. Ebert O, Shinozaki K, Kournioti C, Park MS, García-Sastre A, Woo SL. Syncytia induction enhances the oncolytic potential of vesicular stomatitis virus in virotherapy for cancer. Cancer Res. 2004;64:3265–70.

49. Tysome JR, Lemoine NR, Wang Y. Combination of anti-angiogenic therapy and virotherapy: arming the oncolytic viruses with anti-angiogenic genes. Curr Opin Mol Ther. 2010;11(6):664–9.

50. Mahller YY, Vaikunth SS, Ripberger MC, Baird WH, Saeki Y, Cancelas JA, Crombleholme TM, Cripe TP. Tissue inhibitor of metalloproteinase-3 via oncolytic herpesvirus inhibits tumor growth and vascular progenitors. Cancer Res. 2008;68:1170–9.

51. White CL, Twigger KR, Vidal L, De Bono JS, Coffey M, Heinemann L, Morgan R, Merrick A, Errington F, Vile RG, Melcher AA, Pandha HS, Harrington KJ. Characterization of the adaptive and innate immune response to intravenous oncolytic reovirus (Dearing type 3) during a phase I clinical trial. Gene Ther. 2008;15(12):911–20.

52. Liikanen I, Ahtiainen L, Hirvinen ML, Bramante S, Cerullo V, Nokisalmi P, Hemminki O, Diaconu I, Pesonen S, Koski A, Kangasniemi L, Pesonen SK, Oksanen M, Laasonen L, Partanen K, Joensuu T, Zhao F, Kanerva A, Hemminki A. Oncolytic adenovirus with temozolomide induces autophagy and antitumor immune responses in cancer patients. Mol Ther. 2013;21:1212–23.

53. Cattaneo R, Miest T, Shashkova EV, Barry MA. Reprogrammed viruses as cancer therapeutics: targeted, armed and shielded. Nat Rev Microbiol. 2008;6:529–40.

54. Tesfay MZ, Kirk AC, Hadac EM, Griesmann GE, Federspiel MJ, Barber GN, Henry SM, Peng KW, Russell SJ. PEGylation of vesicular stomatitis virus extends virus persistence in blood circulation of passively immunized mice. J Virol. 2013;87:3752–9.

55. O'Riordan CR, Lachapelle A, Delgado C, Parkes V, Wadsworth SC, Smith AE, Francis GE. PEGylation of adenovirus with retention of infectivity and protection from neutralizing antibody in vitro and in vivo. Hum Gene Ther. 1999;10:1349–58.

56. Morrison J, Briggs SS, Green N, Fisher K, Subr V, Ulbrich K, Kehoe S, Seymour LW. Virotherapy of ovarian cancer with polymer-cloaked adenovirus retargeted to the epidermal growth factor receptor. Mol Ther. 2008;16:244–51.

57. Berger C, Xuereb S, Johnson DC, Watanabe KS, Kiem HP, Greenberg PD, Riddell SR. Expression of herpes simplex virus ICP47 and human cytomegalovirus US11 prevents recognition of transgene products by CD8+ cytotoxic T lymphocytes. J Virol. 2000;74:4465–73.

58. Fulci G, Breymann L, Gianni D, Kurozomi K, Rhee SS, Yu J, Kaur B, Louis DN, Weissleder R, Caligiuri MA, Chiocca EA. Cyclophosphamide enhances glioma virotherapy by inhibiting innate immune responses. Proc Natl Acad Sci U S A. 2006;103:12873–8.

59. Power AT, Wang J, Falls TJ, Paterson JM, Parato KA, Lichty BD, Stojdl DF, Forsyth PA, Atkins H, Bell JC. Carrier cell-based delivery of an oncolytic virus circumvents antiviral immunity. Mol Ther. 2007;15:123–30.

60. Andtbacka RH, Kaufman HL, Collichio F, Amatruda T, Senzer N, Chesney J, Delman KA, Spitler LE, Puzanov I, Agarwala SS, Milhem M, Cranmer L, Curti B, Lewis K, Ross M, Guthrie T, Linette GP, Daniels GA, Harrington K, Middleton MR, Miller WH Jr, Zager JS, Ye Y, Yao B, Li A, Doleman S, VanderWalde A, Gansert J, Coffin RS. Talimogene laherparepvec improves durable response rate in patients with advanced melanoma. J Clin Oncol. 2015;33(25):2780–8.

61. Ganly I, Kirn D, Eckhardt G, et al. A Phase I study of ONYX-015, an E1B attenuated adenovirus, administered intratumorally to patients with recurrent head and neck cancer. Clin Cancer Res. 2000;6:798–806.

62. Lettieri CK, Hingorani P, Kolb EA. Progress of oncolytic viruses in sarcomas. Expert Rev Anticancer Ther. 2012;12(2):229–42.

63. Dyson N, Harlow E. Adenovirus E1A targets key regulators of cell proliferation. Cancer Surv. 1992;12:161–95.

64. Lowe SW, Ruley HE. Stabilization of the p53 tumor suppressor is induced by adenovirus 5 E1A and accompanies apoptosis. Genes Dev. 1993;7(4):535–45.

65. Nemunaitis J, Ganly I, Khuri F, Arseneau J, Kuhn J, McCarty T, Landers S, Maples P, Romel L, Randlev B, Reid T, Kaye S, Kirn D. Selective replication and oncolysis in p53 mutant tumors with ONYX-015, and E1B55kd gene deleted adenovirus, in patients with advanced head and neck cancer: A Phase II trial. Cancer Res. 2000;60:63596366.

66. Heise C, Sampson-Johannes A, Williams A, McCormick F, von Hoff DD, Kirn DH. ONYX-015, as E1B gene-attenuated adenovirus, causes tumor-specific cytolysis and antitumoral efficacy that can be augmented by standard chemotherapeutic agents. Nat Med. 1997;3:639–45.

67. Yu W, Fang H. Clinical trials with oncolytic adenovirus in China. Curr Cancer Drug Targets. 2007;7:141–8.

68. ClinicalTrials.gov. Phase I/II study to evaluate the safety and efficacy of telomelysin (OBP-301) in patients with hepatocellular carcinoma. Clinical Trials Identifier: NCT02293850 (2014). https://clinicaltrials.gov/ct2/show/NCT02293850.

69. ClinicalTrials.gov. Phase I/dose expansion study of enadenotucirev in ovarian cancer patients (OCTAVE). Clinical Trials Identifier: NCT02028117 (2014). https://clinicaltrials.gov/ct2/show/NCT02028117.

70. Varghese S, Rabkin SD. Oncolytic herpes simplex virus vectors for cancer virotherapy. Cancer Gene Ther. 2002;9:967–78.

71. Tartaglia J, Pincus S, Paoletti E. Poxvirus-based vectors as vaccine candidates. Crit Rev Immunol. 1990;10:13–30.

72. Buller RM, Smith GL, Cremer K, Notkins AL, Moss B. Decreased virulence of recombinant vaccinia virus expression in vectors is assoiciated with thymidine kinase-negative phenotype. Nature. 1985;317(6040):813–5.

73. Abou-Alfa GK, Galle PR, Chao Y, Brown KT, Heo J, Borad MJ, Luca A, Pelusio A, Agathon D, Lusky M, Breitbach C, Burke J, Qin S. PHOCUS: a phase 3 randomized, open-label study comparing the oncolytic immunotherapy Pexa-Vec followed by sorafenib (SOR) vs SOR in patients with advanced hepatocellular carcinoma (HCC) without prior systemic therapy. J Clin Oncol. 2016;34:15.

74. ClinicalTrials.gov. Recombinant vaccinia virus administered intravenously in patients with metastatic, refractory colorectal carcinoma. Clinical Trials Identifier: NCT01394939 (2011). https://clinicaltrials.gov/ct2/show/NCT01394939.

75. ClinicalTrials.gov. Safety study of recombinant vaccinia virus administered intravenously in patients with metastatic, refractory colorectal carcinoma. Clinical Trials Identifier: NCT01380600 (2011). https://clinicaltrials.gov/ct2/show/NCT01380600.

76. Oncolytics Biotech (ONCY) Announces receipt of FDA orphan drug designation for REOLYSIN. April 2015.

77. ClinicalTrials.gov. Efficacy study of REOLYSIN® in combination with paclitaxel and carboplatin in platinum-refractory head and neck cancers. Clinical Trials Identifier: NCT01166542 (2010). https://clinicaltrials.gov/ct2/show/NCT01166542.

78. Ferguson MS, Lemoine NR, Wang Y. Systemic delivery of oncolytic viruses: hopes and hurdles. Adv Virol. 2012;2012:805629.

79. Seymour LW, Fischer KD. Oncolytic viruses: finally delivering. Br J Cancer. 2016;114(4):357–61.

80. Reid T, Galanis E, Abbruzzese J, et al. Intra-arterial administration of a replication-selective adenovirus (dl1520) in patients with colorectal carcinoma metastatic to the liver: a phase I trial. Gene Ther. 2001;8(21):1618–26.

81. Reid T, Warren R, Kirn D. Intravascular adenoviral agents in cancer patients: lessons from clinical trials. Cancer Gene Ther. 2002;9(12):979–86.

82. Reid TR, Freeman S, Post L, McCormick F, Sze DY. Effects of Onyx-015 among metastatic colorectal cancer patients that have failed prior treatment with 5-FU/leucovorin. Cancer Gene Ther. 2005;12(8):673–81.

83. Small EJ, Carducci MA, Burke JM, et al. A phase I trial of intravenous CG7870, a replication-selective, prostate-specific antigen-targeted oncolytic adenovirus, for the treatment of hormone-refractory, metastatic prostate cancer. Mol Ther. 2006;14(1):107–17.

84. Ranki T, Pesonen S, Hemminki A, et al. Phase I study with ONCOS-102 for the treatment of solid tumors – an evaluation of clinical response and exploratory analyses of immune markers. J Immunother Cancer. 2016;4:17. https://doi.org/10.1186/s40425-016-0121-5.

85. Kemeny N, Brown K, Covey A, et al. Phase I, open-label, dose-escalating study of a genetically engineered herpes simplex virus, NV1020, in subjects with metastatic colorectal carcinoma to the liver. Hum Gene Ther. 2006;17(12):1214–24.

86. Fong Y, Kim T, Bhargava A, et al. A herpes oncolytic virus can be delivered via the vasculature to produce biologic changes in human colorectal cancer. Mol Ther. 2009;17(2):389–94.

87. Geevarghese SK, Geller DA, De Haan HA, et al. Phase I/II study of oncolytic herpes simplex virus NV1020 in patients with extensively pretreated refractory colorectal cancer metastatic to the liver. Hum Gene Ther. 2010;21(9):1119–28.

88. Pecora AL, Rizvi N, Cohen GI, Meropol NJ, Sterman D, Marshall JL, Goldberg S, Gross P, O'Neil JD, Groene WS, Roberts MS, Rabin H, Bamat MK, Lorence RM. I trial of intravenous administration of PV701, an oncolytic virus, in patients with advanced solid cancers. J Clin Oncol. 2002;20:2251–66.

89. Laurie SA, Bell JC, Atkins HL, et al. A phase 1 clinical study of intravenous administration of PV701, an oncolytic virus, using two-step desensitization. Clin Cancer Res. 2006;12(8):2555–62.

90. Freeman AI, Zakay-Rones Z, Gomori JM, et al. Phase I/II trial of intravenous NDV-HUJ oncolytic virus in recurrent glioblastoma multiforme. Mol Ther. 2006;13(1):221–8.

91. Hotte SJ, Lorence RM, Hirte HW, et al. An optimized clinical regimen for the oncolytic virus PV701. Clin Cancer Res. 2007;13(3):977–85.

92. Breitbach CJ, Arulanandam R, De Silva N, et al. Oncolytic vaccinia virus disrupts tumor-associated vasculature in humans. Cancer Res. 2013;73(4):1265–75. https://doi.org/10.1158/0008-5472.CAN-12-2687.

93. Clinicaltrials.gov. Safety study of recombinant vaccinia virus to treat refractory solid tumors. ClinicalTrials.gov Identifier: NCT00625456 (2014). https://clinicaltrials.gov/ct2/show/NCT00625456.

94. Clinicaltrials.gov. Safety study of GL-ONC1, an oncolytic virus, in patients with advanced solid tumors. ClinicalTrials.gov Identifier: NCT00794131 (2015). https://clinicaltrials.gov/ct2/show/NCT00794131.

95. Clinicaltrials.gov. Safety study of attenuated vaccinia virus (GL-ONC1) with combination therapy in head & neck cancer. ClinicalTrials.gov Identifier: NCT01584284 (2015).

96. Clinicaltrials.gov. Safety study of modified vaccinia virus to cancer. ClinicalTrials.gov Identifier: NCT00574977 (2015). https://clinicaltrials.gov/ct2/show/NCT00574977.

97. Vidal L, Pandha HS, Yap TA, et al. A phase I study of intravenous oncolytic reovirus type 3 dearing in patients with advanced cancer. Clin Cancer Res. 2008;14(21):7127–37.

98. Geletneky K, Huesing J, Rommelaere J, et al. Phase I/IIa study of intratumoral/intracerebral or intravenous/intracerebral administration of Parvovirus H-1 (ParvOryx) in patients with progressive primary or recurrent glioblastoma multiforme: ParvOryx01 protocol. BMC Cancer. 2012;12:99. https://doi.org/10.1186/1471-2407-12-99.

99. Clinicaltrials.gov. Parvovirus H-1 (ParvOryx) in patients with metastatic inoperable pancre-

atic cancer (ParvOryx02). ClinicalTrials.gov Identifier: NCT02653313 (2018). https://clinicaltrials.gov/ct2/show/NCT02653313.

100. Clinicaltrials.gov. UARK 2014-21 a phase II trial of oncolytic virotherapy by systemic administration of Edmonston strain of measles virus. ClinicalTrials.gov Identifier: NCT02192775 (2017). https://clinicaltrials.gov/ct2/show/NCT02192775.

101. Clinicaltrials.gov. Vaccine therapy with or without cyclophosphamide in treating patients with recurrent or refractory multiple myeloma. ClinicalTrials.gov Identifier: NCT00450814 (2018). https://clinicaltrials.gov/ct2/show/NCT00450814.

102. Doronin K, Shashkova EV, May SM, Hofherr SE, Barry MA. Chemical modification with high molecular weight polyethylene glycol reduces transduction of hepatocytes and increases efficacy of intravenously delivered oncolytic adenovirus. Hum Gene Ther. 2009;20:975–88.

103. Waddington SN, McVey JH, Bhella D, Parker AL, Barker K, Atoda H, Pink R, Buckley SM, Greig JA, Denby L, Custers J, Morita T, Francischetti IM, Monteiro RQ, Barouch DH, van Rooijen N, Napoli C, Havenga MJ, Nicklin SA, Baker AH. Adenovirus serotype 5 hexon mediates liver gene transfer. Cell. 2008;132:397–409.

104. Shashkova EV, Doronin K, Senac JS, Barry MA. Macrophage depletion combined with anticoagulant therapy increases therapeutic window of systemic treatment with oncolytic adenovirus. Cancer Res. 2008;68:5896–904.

105. Eshun FK, Currier MA, Gillespie RA, Fitzpatrick JL, Baird WH, Cripe TP. VEGF blockade decreases tumor uptake of systemic oncolytic herpes virus but enhances therapeutic efficacy when given after virotherapy. Gene Ther. 2010;17(7):922–9.

106. Liu TC, Zhang T, Fukuhara H, Kuroda T, Todo T, Canron X, Bikfalvi A, Martuza RL, Kurtz A, Rabkin SD. Dominant-negative fibroblast growth factor receptor expression enhances antitumoral potency of oncolytic herpes simplex virus in neural tumors. Clin Cancer Res. 2006;12(22):6791–9.

107. Pencavel TD, Wilkinson MJ, Mansfield DC, Khan AA, Seth R, Karapanagiotou EM, Roulstone V, Aguilar RJ, Chen NG, Szalay AA, Hayes AJ, Harrington KJ. Isolated limb perfusion with melphalan, tumour necrosis factor-alpha and oncolytic vaccinia virus improves tumour targeting and prolongs survival in a rat model of advanced extremity sarcoma. Int J Cancer. 2015;136:965–76.

108. Buijs PR, Verhagen JH, van Eijck CH, van den Hoogen BG. Oncolytic viruses: from bench to bedside with a focus on safety. Hum Vaccin Immunother. 2015;11(7):1573–84.

109. Andtbacka RH, Amatruda T, Mehnert J, Walker J, Zager JS, Nemunaitis J, Shilkrut M. Interim analysis of phase 2 trial to evaluate biodistribution and shedding of talimogene laherparepvec in unresected stage IIIB-IV melanoma patients. Poster presented at the International Meeting on Replicating Virus Therapeutics, Vancouver, BC, 2016, October.

110. Clinicaltrials.gov. Single-arm trial to evaluate the biodistribution and shedding of talimogene laherparepvec. Clinical Trials Identifier: NCT02014441 (2013). https://clinicaltrials.gov/ct2/show/results/NCT02014441.

111. Gangi A, Zager JS. The safety of talimogene laherparepvec for the treatment of advanced melanoma. Expert Opin Drug Saf. 2017;16:265–9.

112. Hu J, Coffin R, Davis C. A phase I study of oncovexGM-CSF, a second-generation oncolytic herpes simplex virus expressing granulocyte macrophage colony-stimulating factor. Clin Cancer Res. 2006;12:6737–47.

113. Harrington KJ, Andtbacka RH, Collichio F, Downey G, Chen L, Szabo Z, Kaufman HL. Efficacy and safety of talimogene laherparepvec versus granulocyte-macrophage colony-stimulating factor in patients with stage IIIB/C and IVM1a melanoma: subanalysis of the Phase III OPTiM trial. OncoTargets Ther. 2016;9:7081–93.

114. Meager A, Wadhwa M, Bird C, Dilger P, Thorpe R, Newsom-Davis J, Willcox N. Spontaneously occurring neutralizing antibodies against granulocyte–macrophage colony-stimulating factor in patients with autoimmune disease. Immunology. 1999;97(3):526–32.

115. Rosen LB, Freeman AF, Yang LM, Jutivorakool K, Olivier KN, Angkasekwinai N, Suputtamongkol Y, Bennett JE, Pyrgos V, Williamson PR, Ding L, Holland SM, Browne SK. Anti-GM-CSF autoantibodies in patients with cryptococcal meningitis. J Immunol. 2013;190(8):3959–66.

116. Sakagami T, Uchida K, Suzuki T, Carey BC, Wood RE, Wert SE, Whitsett JA, Trapnell BC, Luisetti M. Human GM-CSF autoantibodies and reproduction of pulmonary alveolar proteinosis. N Engl J Med. 2009;361(27):2679–81.

117. Downs-Canner S, Guo ZS, Ravindranathan R, Breitbach CJ, O'Malley ME, Jones HL, Moon A, McCart JA, Shuai Y, Zeh HJ, Bartlett DL. Phase 1 study of intravenous oncolytic poxvirus (vvDD) in patients with advanced solid cancers. Mol Ther. 2016;24(8):1492–501.

118. Devita VT Jr, Lawrence TS, Rosenberg SA. Cancer principles and practice of oncology. 10th ed. Philadelphia: Wolters Kluwer; 2014. Sarcoma chapter (find page numbers and author of chapter).

119. Chao J, Chow WA, Somlo G. Novel targeted therapies in the treatment of soft-tissue sarcomas. Expert Rev Anticancer Ther. 2010;10(8):1303–11.

120. Hingorani P, Kolb E. Past, present, and future of therapies in pediatric sarcomas. Future Oncol. 2010;6(4):605–18.

121. Bharatan NS, Currier MA, Cripe TP. Differential susceptibility of pediatric sarcoma cells to oncolysis by conditionally replication-competent herpes simplex viruses. J Pediatr Hematol Oncol. 2002;24(6):447–53.

122. Cripe TP, Dunphy EJ, Holub AD, Saini A, Vasi NH, Mahller YY, Collins MH, Snyder JD, Krasnykh V, Curiel DT, Wickham TJ, DeGregori J, Bergelson JM, Currier MA. Fiber knob modifications overcome low, heterogeneous expression of the coxsackievirus-adenovirus receptor that limits adenovirus gene transfer and oncolysis for human rhabdomyosarcoma cells. Cancer Res. 2001;61:2953–60.

123. Leddon JL, Chen CY, Currier MA, Wang PY, Jung FA, Denton NL, Cripe KM, Haworth KB, Arnold MA, Gross AC, Eubank TD, Goins WF, Glorioso JC, Cohen JB, Grandi P, Hildeman DA, Cripe TP. Oncolytic HSV virotherapy in murine sarcomas differently triggers an antitumor T-cell response in the absence of viral permissivity. Mol Ther Oncolytics. 2015;1:14010.

124. Stanziale SF, Petrowsky H, Adusumilli PS, Ben-Porat L, Gonen M, Fong Y. Infection with oncolytic herpes simplex virus-1 induces apoptosis in neighboring human cancer cells: a potential target to increase anticancer activity. Clin Cancer Res. 2004;10:3225–32.

125. Currier MA, Adams LC, Mahller YY, Cripe TP. Widespread intratumoral virus distribution with fractionated injection enables local control of large human rhabdomyosarcoma xenografts by oncolytic herpes simplex viruses. Cancer Gene Ther. 2005;12:407–16.

126. Mahller YY, Vaikunth SS, Ripberger MC, Baird WH, Saeki Y, Cancelas JA, Crombleholme TM, Cripe TP. Tissue inhibitor of metalloproteinase-3 via oncolytic herpesvirus inhibits tumor growth and vascular progenitors. Cancer Res. 2008;68(4):1161–8.

127. Benencia F, Courreges MC, Conejo-García JR, Buckanovich RJ, Zhang L, Carroll RH, Morgan MA, Coukos G. Oncolytic HSV exerts direct antiangiogenic activity in ovarian carcinoma. Hum Gene Ther. 2005;16:765–78.

128. Hung J, Anderson R. p53: functions, mutations and sarcomas. Acta Orthop Scand. 1997;273:68–73.

129. Seki A, Kodama J, Miyagi Y, Kamimura S, Yoshinouchi M, Kudo T. Amplification of the mdm-2 gene and p53 abnormalities in uterine sarcomas. Int J Cancer. 1997;73:33–7.

130. Yin L, Liu CX, Nong WX, Chen YZ, Qi Y, Li HA, Hu WH, Sun K, Li F. Mutational analysis of p53 and PTEN in soft tissue sarcoma. Mol Med Rep. 2012;5(2):457–61.

131. Miller CR, Buchsbaum DJ, Reynolds PN, Douglas JT, Gillespie GY, Mayo MS, Raben D, Curiel DT. Differential susceptibility of primary and established human glioma cells to adenovirus infection: targeting via the epidermal growth factor receptor achieves fiber receptor-independent gene transfer. Cancer Res. 1998;58:5738–48.

132. Mineta T, Rabkin SD, Yazaki T, Hunter WD, Martuza RL. Attenuated multi–mutated herpes simplex virus–1 for the treatment of malignant gliomas. Nat Med. 1995;1(9):938–43.

133. Cinatl J Jr, Cinatl J, Michaelis M, Kabickova H, Kotchetkov R, Vogel JU, Doerr HW, Klingebiel T, Driever PH. Potent oncolytic activity of multimutated herpes simplex virus G207 in combination with vincristine against human rhabdomyosarcoma. Cancer Res. 2003;63:1508–14.

134. Yamamura H, Hashio M, Noguchi M, Sugenoya Y, Osakada M, Hirano N, Sasaki Y, Yoden T, Awata N, Araki N, Tatsuta M, Miyatake SI, Takahashi K. Identification of the transcriptional regulatory sequences of human calponin promoter and their use in targeting a condition-

ally replicating herpes vector to malignant human soft tissue and bone tumors. Cancer Res. 2001;61:3969–77.

135. ClinicalTrials.gov. HSV1716 in patients with non-central nervous system (non-CNS) solid tumors. Clinical Trials Identifier: # NCT00931931 (2009). https://clinicaltrials.gov/ct2/show/NCT00931931.

136. Breitbach CJ, Burke JB, Jonker D. Intravenous delivery of a multi-mechanistic cancer-targeted oncolytic poxvirus in humans. Nature. 2011;477(7392):99–102.

137. ClinicalTrials.gov. Safety study of recombinant vaccinia virus to treat refractory solid tumors in pediatric patients. Clinical Trials Identifier: NCT01169584 (2010). https://clinicaltrials.gov/ct2/show/NCT01169584.

138. ClinicalTrials.gov. A study of metronomic CP and JX-594 in patients with advanced breast cancer and advanced soft-tissue sarcoma (METROmaJX) (METROmaJX). Clinical Trials Identifier: NCT02630368 (2015). https://clinicaltrials.gov/ct2/show/NCT02630368.

139. Hingorani P, Zhang W, Lin J, Liu L, Chandan G, Kolb EA. Systemic administration of reovirus (Reolysin) inhibits growth of human sarcoma xenografts. Cancer. 2011;117(8):1764–74.

140. Mita AC, Sankhala K, Sarantopoulos J, Carmona J, Okuno S, Goel S, Chugh R, Coffey MC, Mettinger K, Mita MM. A phase II study of intravenous (IV) wild-type reovirus (Reolysin) in the treatment of patients with bone and soft tissue sarcomas metastatic to the lung. J Clin Oncol. 2009;27(15S):10524.

141. Burke MJ, Ahern C, Weigel BJ, Poirier JT, Rudin CM, Chen Y, Cripe TP, Bernhardt MB, Blaney SM. Phase I trial of seneca valley virus (NTX-010) in children with relapsed/refractory solid tumors: a report of the Children's Oncology Group. Pediatr Blood Cancer. 2015;62(5):743–50.

142. ClinicalTrials.gov. New castle disease virus (NDV) in glioblastoma multiforme (GBM), sarcoma and neuroblastoma. Clinical Trials Identifier: NCT01174537 (2010). https://clinicaltrials.gov/ct2/show/NCT01174537.

143. Grimer R, Judson I, Peake D, Seddon B. Guidelines for the management of soft tissue sarcomas. Sarcoma. 2010;2010:506182.

144. Judson I, Verweij J, Gelderblom H, Hartmann JT, Schoffski P, Blay JY, Kerst JM, Sufliarsky J, Whelan J, Hohenberger P, Krarup-Hansen A, Alcindor T, Marreaud S, Litière S, Hermans C, Fisher C, Hogendoorn PC, dei Tos AP, van der Graaf WT, European Organisation and Treatment of Cancer Soft Tissue and Bone Sarcoma Group. Doxorubicin alone versus intensified doxorubicin plus ifosfamide for first-line treatment of advanced or metastatic soft-tissue sarcoma: a randomised controlled phase 3 trial. Lancet Oncol. 2014;15:415–23.

145. Meyers DE, Wang AA, Thirukkumaran CM, Morris DG. Current immunotherapeutic strategies to enhance oncolytic virotherapy. Front Oncol. 2017;7:114.

146. Simpson GR, Relph K, Harrington K, Melcher A, Pandha H. Cancer immunotherapy via combining oncolytic virotherapy with chemotherapy: recent advances. Oncolytic Virother. 2016;5:1–13.

147. Siurala M, Bramante S, Vassilev L, Hirvinen M, Parviainen S, Tähtinen S, Guse K, Cerullo V, Kanerva A, Kipar A, Vähä-Koskela M, Hemminki A. Oncolytic adenovirus and doxorubicin-based chemotherapy results in synergistic antitumor activity against soft-tissue sarcoma. Int J Cancer. 2015;136:945–54.

148. Gunderson L, Tepper J. Clinical radiation oncology. 4th ed. Philadelphia: Elsevier; 2016. p. 1–19.

149. Touchefeu Y, Vassaux G, Harrington KJ. Oncolytic viruses in radiation oncology. Radiother Oncol. 2011;99(3):262–70.

150. Canter RJ, Martinez SR, Tamurian RM, Wilton M, Li CS, Ryu J, Mak W, Monsky WL, Borys D. Radiographic and histologic response to neoadjuvant radiotherapy in patients with soft tissue sarcoma. Ann Surg Oncol. 2010;17(10):2578–84.

151. Shah D, Borys D, Martinez SR, Li CS, Tamurian RM, Bold RJ, Monjazeb A, Canter RJ. Complete pathologic response to neoadjuvant radiotherapy is predictive of oncological outcome in patients with soft tissue sarcoma. Anticancer Res. 2012;32(9):3911–5.

152. ClinicalTrials.gov. TVEC and preop radiation for sarcoma. Clinical Trials Identifier: NCT02453191 (2015). https://clinicaltrials.gov/ct2/show/NCT02453191.

153. ClinicalTrials.gov. Talimogene laherparepvec and radiation therapy in treating patients with newly diagnosed soft tissue sarcoma that can be removed by surgery. Clinical Trials Identfier: NCT02923778 (2016). https://clinicaltrials.gov/ct2/show/NCT02923778.

154. Liu Z, Ravindranathan R, Kalinski P, Guo ZS, Bartlett DL. Rational combination of oncolytic vaccinia virus and PD-L1 blockade works synergistically to enhance therapeutic efficacy. Nat Commun. 2017;8:14754.

155. ClinicalTrials.gov. Ipilimumab with or without talimogene laherparepvec in unresected melanoma. Clinical Trials Identifier: NCT01740297 (2012). https://clinicaltrials.gov/ct2/show/NCT01740297.

156. ClinicalTrials.gov. Talimogene laherparepvec and nivolumab in treating patients with refractory lymphomas or advanced or refractory non-melanoma skin cancers. Clinical Trials Identifier: NCT02978625 (2016). https://clinicaltrials.gov/ct2/show/NCT02978625.

157. ClinicalTrials.gov. Pembrolizumab with or without talimogene laherparepvec or talimogene laherparepvec placebo in unresected melanoma (KEYNOTE-034). Clinical Trials Identifier: NCT02263508 (2014). https://clinicaltrials.gov/ct2/show/NCT02263508.

158. ClinicalTrials.gov. A Study of talimogene laherparepvec (T-VEC) in combination with pembrolizumab in patients with metastatic and/or locally advanced sarcoma. Clinical Trials Identifier: NCT03069378 (2017). https://clinicaltrials.gov/ct2/show/NCT03069378.

第 6 章

肉瘤的疫苗治疗

Swathi Namburi，Melissa Burgess

6.1 引言

　　针对病原体和肿瘤的疫苗治疗，起初由死亡或灭活的细胞组成，以期望能引起免疫反应[1]。肿瘤疫苗的理念来源于 William Coley 应用链球菌生物体治疗肉瘤患者所带来的疗效，被称为"Coley 毒素"。大约 1000 例患者接受了这种方法的治疗[2]。多年以来，随着人们对能够引起免疫应答的特定肿瘤相关抗原的了解越来越多，疫苗疗法经修饰调整并与这些肿瘤表位相匹配，以增加应答的机会。由于 25%的肉瘤有可能产生"新抗原"的基因组改变，基于疫苗的免疫疗法已经在这一类人群中进行了尝试。理想情况下，疫苗治疗应有助于建立长期免疫记忆，同时避免自身免疫。总之，针对各种肿瘤的疫苗治疗并未取得广泛的成功，但专注于针对特定病种和环境特制的疫苗可能会提高治疗反应率。疫苗通常包含佐剂或可以增加疫苗免疫原性的分子，如铝盐、细胞因子、细菌产物[如脂多糖(LPS)或 DNA][3]。现在有多种策略应用于抗肉瘤疫苗的研制。关于肉瘤疫苗试验的一个有趣的事实是，已经对儿童患者进行了研究；而大多数肿瘤疫苗都是在 50 岁以上的成年人身上进行的，由于儿童患者免疫系统更年轻、T 细胞更幼稚，因此反应的类型和强度可能会有差异。本章将回顾已应用于临床试验中肉瘤患者的疫苗疗法的各种结构成分和组合。截至目前，尚无 FDA 批准的用于预防或治疗肉瘤的疫苗疗法。

6.2　癌睾丸抗原(CTA)靶点

癌睾丸抗原是仅在肿瘤、生殖细胞和滋养层中发现的蛋白质[4]。对于肉瘤而言,由 CTAG 1B 基因编码的纽约食管鳞状细胞癌 1(NY-ESO-1),已成为高表达亚型瘤种的疫苗治疗靶点,如滑膜肉瘤和黏液样/圆形细胞脂肪肉瘤[5]。许多临床试验都在观察以 NY-ESO-1 抗原为基础的免疫治疗在数个实体瘤中的疗效,尤其是黑色素瘤。肽疫苗单独用于疫苗免疫时遭遇失败,因素包括缺乏针对性的合适的抗原提呈细胞(APC)、免疫原性弱,以及经由 APC 提取的效率低下。因此,针对有希望的多肽抗原已进行更多的探索,以期提高疗效。由抗体介导的针对树突状细胞表面受体的靶向蛋白可以提高免疫原性。临床前数据显示,与单独的肽相比,融合抗体能更有效地交叉提呈给 T 细胞,一项使用 CDX-1401[一种与 NY-ESO-1 肽进行基因融合的全人源抗 deca 凝集素(DEC-2-5)单克隆抗体]的临床试验已开展进行[6]。本品与其中一种作为 Toll 样受体激动剂的免疫佐剂合用:Resiquimod(TLR7/8)和 poly-ICLC(TLR3)(clinicaltrials. gov NCT00948961)。这项试验重点研究包括肉瘤在内的几种表达 NY-ESO-1 肿瘤类型的患者。

正在进行的 CMB305 Ⅱ期试验,通过联合序贯给药 LV305,一种靶向树突状细胞表达 NY-ESO-1 基因的病毒载体, 通过 G305、NY-ESO-1 与 GLA-SE 的重组蛋白的增强使其具有活性;受试者在接受这些药物时,联合使用或不使用阿特利珠单抗(一种 PD-L1 抗体)。这些药物针对的是局部晚期、复发或转移性并表达 NY-ESO-1 蛋白的滑膜肉瘤或黏液样/圆形细胞脂肪肉瘤。在利用 LV305 和 CMB305 进行的 Ⅰ 期试验中,免疫监测显示应用 CMB305 的患者有更深刻的免疫应答[7]。一项国际、随机、双盲、安慰剂对照的Ⅲ期试验正在进行中,研究的是一线全身性抗肿瘤治疗后不能切除、局部进展或转移的 NY-ESO-1 阳性滑膜肉瘤患者的无进展和总生存率(clinicaltrials. gov NCT03520959)。

6.3　肉瘤特异性融合蛋白

针对癌基因组改变导致的融合蛋白的肿瘤疫苗治疗,是高度特异性的。这些融合蛋白通常在肿瘤细胞的 MHC-Ⅰ 上表达,并能被激活的免疫系统识别。肉瘤特异性融合蛋白涉及以下基因:SSX、FOXO1、EWSR1 和 TSL CHOP[8]。滑膜肉瘤是一种高级别软组织肿瘤,其特征是染色体易位 t(X;18),导致 SSX 与 SYT 融合。SSX 家族产生的蛋白质产物被归类为癌睾丸抗原。SSX-1 和 SSX-2 最初都被认为是 SYT 的融合伙伴。在进展期滑膜肉瘤患者中,SYT-SSX 融合基因衍生肽可被 CD8[+] T 细胞以 HLA 限制性方式识别,针对这种特殊抗原的疫苗治疗似乎是有前景的。在另一项研究中,SSX 基因家族的抗原产物也在其他的肉瘤组织学亚型中进行了探索。该研究共观察了 26 个病例,包括胃肠间质瘤、滑膜肉瘤、平滑肌肉瘤、血管肉瘤、恶性纤维组织细胞瘤(现在被称为未分化多形性肉瘤)和骨肉瘤[9]。26 个肿瘤组织样本中有 11 个 SSX 基因表达阳性,因此,即使患者缺乏SYT-SSX 融合基因,单独 SSX 来源的表位也可能成为更广泛的肉瘤患者群的疫苗接种靶点。2005 年,利用 SYT-SSX 连接肽对 6 例不可切除的滑膜肉瘤患者进行了 I 期试验。该 9-肽经商业化合成,纯度高。每隔 14 天于上臂皮下注射疫苗,共 6 次。3 例患者接受了 0.1mg 的低剂量疫苗,另外 3 例患者接受了 1.0mg 的疫苗,以便于评估剂量递增带来的任何影响。为了评估毒性,每次疫苗接种都要进行迟发型超敏反应(DTH)皮肤试验。6 例患者中只有 3 例接受了全部计划的 6 次疫苗接种,其余患者疾病进展迅速。研究期间基本上没有发现不良反应;所有DTH 皮肤试验均为阴性。在整个试验过程中,没有发现肿瘤消退,但 6 例患者中有 1 例获得疾病稳定[10]。在一项病例报道中,1 例晚期侵袭性滑膜肉瘤儿童患者接种由SYT-SSX2 融合蛋白脉冲处理的树突状细胞,每 1~2 周给药 1 次,共 7 次。患者在发病的前 3 周病情稳定,之后病情开始恶化,出现伴随症状增加和胸腔积液增多[11]。

6.4 肿瘤细胞疫苗

肿瘤疫苗是第一种在人类身上进行试验的特异性癌症疫苗。大多数肿瘤细胞疫苗是由杀死的肿瘤细胞组成的自体疫苗,随后这些细胞被注射到同一个人体内;异基因肿瘤疫苗也在研究中,由于它们是由几个细胞系组成,因此更容易制备,患者也免去了收集充足肿瘤样本的程序[12]。目前尚不清楚自体肿瘤疫苗有效,还是异体肿瘤疫苗更有效。肿瘤疫苗的主要优点是所有肿瘤相关抗原理论上都可以提呈给患者的免疫系统。用于疫苗目标的肿瘤细胞往往也会经受各种改变,以增加免疫系统激活的机会。

Vigil®是一种 5140 质粒,由双功能 shRNA-furin DNA 序列和粒细胞-巨噬细胞集落刺激因子(GM-CSF)DNA 序列构建,该序列也作为免疫佐剂刺激抗原提呈。GM-CSF 也被认为可以促进树突状细胞向肿瘤微环境的募集。shRNA-furin

DNA 序列导致 furin 酶沉默，并阻止 TGF-B 前体分裂为具有功能的 TGF-B1 和 TGF-B2。肿瘤细胞与质粒经过电穿孔处理后，质粒携带的 DNA 可被表达。然后对产生的样品进行辐照，根据产生的细胞数量将其分为不同的剂量，并进行冷冻，准备好注射到患者体内。30 例晚期或早期复发的尤因肉瘤患者符合参加试验的条件；其中 16 例患者成功制备并接种了 Vigil® 疫苗，而另一半患者由于缺乏疫苗产品而未接受治疗。患者每月接受 4~12 次上臂皮内疫苗注射。

这是首次试验，虽然处于起始阶段，治疗的患者数量少，但显示了生存获益。Vigil® 治疗组患者的 1 年生存率为 73%，而未治疗组患者仅为 23%[13]。由于治疗分配不是随机的，而是基于疫苗产品制备问题，并且治疗的病例数量少，这些结果未达到统计学意义。更大规模的随机临床试验目前正在进行中。通过体外研究测量活化水平和细胞溶解能力，有望可以收集并监测 T 细胞的临床反应。

6.5　神经节苷脂疫苗

肉瘤在细胞表面大量表达神经节苷脂，包括含有脂质成分和糖链的鞘糖脂。软组织肉瘤优先表达 GM2、GD2 和 GD3，一些病理学研究证实了这一点。Chang 等对 56 例新鲜冷冻肉瘤组织进行 GD2 和 GD3 免疫组化检测，结果 GD2 阳性率为 93%，GD3 阳性率为 88%[14]。针对这些神经节苷脂的抗体可通过疫苗产品诱导产生，并以多种方式介导肿瘤细胞死亡，包括补体依赖的细胞毒性（CDC）、抗体依赖细胞介导的细胞毒性（ADCC）或吞噬作用[15]。

在转移性肉瘤患者中，进行了一项钥孔血蓝蛋白（KLH）结合的三价神经节苷脂疫苗的 II 期试验，该疫苗含有 GM2、GD2 内酯和 GD3 内酯，并带有免疫佐剂 OPT-821 对比单纯 OPT-821。OPT-821 由皂苷混合物组成，与已建立的免疫佐剂 QS-21 非常相似。在 84 周的疗程中，患者在预定的时间点接受了 10 次注射。该研究没有达到无进展生存率的主要终点；但总生存率分析尚未见报道。在 98% 和 21% 的患者中分别发现了 IgM 和（或）IgG 抗体对 GM2 和 GD2 的血清学反应，这些结果值得深思[16]。

6.6　树突状细胞疫苗

目前，尝试使用树突状细胞（DC）为基础的疫苗治疗肉瘤已有数次。树突状细胞是存在于外周组织中的专业抗原提呈细胞。其内化并处理外源抗原，然后将其呈现在 MHC Ⅱ类上。树突状细胞通常处于未成熟状态,在接触危险信号时会"成熟",随后它们提呈抗原和激活 T 细胞的能力会大大增强。在体外,成熟活化可以通过添加细胞因子,如 TNF-α、前列腺素和 IL-6 来实现[17]。制备疫苗时,常规方法是在标准的白细胞分离技术后,通过密度梯度离心法分离外周血单个核细胞(PBMC),然后将非黏附细胞在含有人 GM-CSF 和 IL-4 的培养基中培养扩增 6 天。之后,用各种抗原和免疫刺激物刺激树突状细胞,接下来再根据研究方案预处理。

树突状细胞疫苗已作为单一药物或免疫辅助药物,与化学治疗或其他形式的免疫治疗(如过继细胞治疗)联合使用。第一批儿童树突状疫苗试验中,有 15 例患者使用了该产品,其中 8 例为肉瘤患者[18]。体外扩增树突状细胞,并用自体肿瘤裂解物或钥孔血蓝蛋白(KLH)脉冲处理,随后将两种样品组合。实际疫苗为包含 1×10^7 个树突状细胞的 400μL PBS,每 2 周皮内注射 1 次,共 3 次。

为了提高疗效,人们对免疫治疗组合也进行了探索。Mackall 等进行了一项初步研究,使用肿瘤特异性转位肽[t(2;13)型、t(11;22)型或 2 型转位]和来自人乳头状瘤病毒的 E7 肿瘤蛋白。这些肽由树突状细胞激发,然后转移到尤因肉瘤儿童患者。此外,患者还接受了自体 T 细胞和流感疫苗接种,3 组患者联合应用重组 IL-2 的剂量上存在差异。患者在接受临床医生决定的细胞减灭治疗前,进行了淋巴细胞的采集。免疫反应评估方面,主要观察 T 细胞增殖、细胞因子产生对流感、转位肽和 E7 的细胞溶解反应。在最终接受治疗的 30 例患者中,对肿瘤肽疫苗的免疫反应与总生存率无关[19]。

近年来,联合靶向化学治疗和各种肽靶点修饰树突状细胞疫苗的研究已经展开。一项Ⅰ期试验中,使用地西他滨和靶向 MAGE-A1、MAGE-A3 和 NY-ESO-1 的树突状细胞疫苗治疗神经母细胞瘤和肉瘤的儿童患者。与其他低甲基化药物一样,地西他滨可以上调产生睾丸癌抗原的癌胚系基因的表达[21]。首先制备树突状细胞疫苗,然后在每 4 周为一个周期的治疗中,给予低剂量的地西他滨,每周 1 次,共 3 次。虽然确实发生了抗原特异性免疫反应,但实际上只有不到 0.01% 的 T 细胞有反应。与其他疫苗研究类似,这种方法耐受性良好,没有发现高等级毒性。在接受治疗的 10 例患者中,有 1 例患者的骨髓中分离出化学治疗难治性神经母细胞瘤,并获得了完全缓解。在一项针对肉瘤患者的Ⅰ期试验中,将一种负载肿瘤裂解物的 DC 疫苗应用于接受吉西他滨和不接受吉西他滨预处理的患者,吉西他滨预处理的目的是抑制 MDSC。该 DC 疫苗通过合成的 TLR7 激动剂 imiquimod 皮肤注射处理,以调节疫苗最后的成熟步骤[22]。

一项早期研究(clinicaltrials.gov NCT01898663)正在中国开展,以探索 DC 疫苗与细胞因子诱导的杀伤细胞联合应用于成人高危软组织肉瘤患者。有趣的是,DC 被重组腺病毒转染后增加了黏蛋白 1(MUC1)和 survivin 的表达。

结论

抗肉瘤疫苗安全且耐受良好,但缺乏显著的临床疗效。到目前为止,大多数临床试验都集中在肿瘤病灶活跃,经常广泛转移的患者。观察数百例接受疫苗试验的实体肿瘤患者,疫苗治疗的客观有效率约为 2.6%[23]。癌症疫苗因其方便门诊管理、副作用少而具有吸引力。遗憾的是,为攻击肿瘤细胞而产生的 CD8$^+$ T 细胞通常亲和力低下[23]。在快速进展的肉瘤模型中,使用疫苗进行免疫治疗,甚至联合治疗,可能没有足够的时间去获取应答。在病灶负荷小的患者中测试这些疫苗的效力,并设计新的、更有效的免疫佐剂,可能会改善肉瘤疫苗试验较差的结果。

(王志明 译 苏志敏 王志明 校)

参考文献

1. Ward S, et al. Immunotherapeutic potential of whole tumour cells. Cancer Immunol Immunother. 2002;51:351–7.
2. Coley WB. Contribution to the knowledge of sarcoma. Ann Surg. 1891;14:199–220.
3. Finn OJ. Cancer vaccines: between the idea and the reality. Nat Rev Immunol. 2003;3:630–41.
4. Scanlan MJ, et al. The cancer/ testis genes: review, standardization, and commentary. Cancer Immun. 2004;4:1.
5. Lai J-P, et al. NY-ESO-1 expression in synovial sarcoma and other mesenchymal tumors: significance for NY-ESO-1-based targeted therapy and differential diagnosis. Mod Pathol. 2012;25(6):854–8.
6. Dhodapkar MV, et al. Induction of antigen-specific immunity with a vaccine targeting NY-ESO-1 to the dendritic cell receptor DEC-205. Sci Transl Med. 2014;6(232):232ra51.
7. Pollack S, et al. Association of CMB305 or LV305-induced and baseline anti-NY-ESO-1 immunity with survival in recurrent cancer patients. J Clin Oncol. 2017;35(15 suppl):3090.
8. Mitsis D, et al. Current immunotherapies for sarcoma: clinical trials and rationale. Sarcoma. 2016;2016:9757219.
9. Ayyoub M, et al. SSX antigens as tumor vaccine targets in human sarcoma. Cancer Immun. 2003;3:13.
10. Kawaguchi S, et al. Phase I vaccination trial of SYT-SSX junction peptide in patients with disseminated synovial sarcoma. J Transl Med. 2005;3(1):1.
11. Matsuzaki A, et al. Immunotherapy with autologous dendritic cells and tumor-specific synthetic peptides for synovial sarcoma. J Pediatr Hematol Oncol. 2002;24(3):220–3.

12. Guo C, et al. Therapeutic cancer vaccines: past, present and future. Adv Cancer Res. 2013;119:421–75.

13. Ghisoli M, et al. Three-year follow up of GM-CSF/bi-shRNAfurin DNA-transfected autologous tumor immunotherapy (Vigil®) in metastatic advanced Ewing's sarcoma. Mol Ther. 2016;24(8):1478–83.

14. Chang HR, et al. Expression of disialogangliosides GD2 and GD3 on human soft tissue sarcomas. Cancer. 1992;70(3):633–8.

15. Zhang H, et al. Antibodies against GD2 ganglioside can eradicate syngeneic cancer micrometastases. Cancer Res. 1998;58(13):2844–9.

16. Carvajal RD, et al. Trivalent ganglioside vaccine and immunologic adjuvant versus adjuvant alone in metastatic sarcoma patients rendered disease-free by surgery: a randomized phase 2 trial. J Clin Oncol. 2014;32(suppl 15):10520.

17. Lesterhuis WJ, et al. Dendritic cell-based vaccines in cancer immunotherapy: an update on clinical and immunological results. Ann Oncol. 2004;15(supplement 4):iv145–51.

18. Geiger JD, et al. Vaccination of pediatric solid tumor patients with tumor lysate-pulsed dendritic cells can expand specific T cells and mediate tumor regression. Cancer Res. 2001;61:8513–9.

19. Mackall CL, et al. A pilot study of consolidative immunotherapy in patients with high-risk pediatric sarcomas. Clin Cancer Res. 2008;14(15):4850–8.

20. Krishnadas DK, et al. A phase I trial combining decitabine/dendritic cell vaccine targeting MAGE-A1, MAGE-A3, and NY-ESO-1 for children with relapsed or therapy-refractor neuroblastoma and sarcoma. Cancer Immunol Immunother. 2015;64:1251–60.

21. Adair SJ, et al. Treatment of ovarian cancer cell lines with 5-aza-2'-deoxycytidine upregulates the expression of cancer-testis antigens and class I major histocompatibility complex-encoded molecules. Cancer Immunol Immunother. 2009;58(4):589–601.

22. Ma F, et al. The TLR7 agonists imiquimod and gardiquimod improve DC-based immunotherapy for melanoma in mice. Cell Mol Immunol. 2010;7:381–8.

23. Rosenberg S, et al. Cancer immunotherapy: moving beyond current vaccines. Nat Med. 2004;10(9):909–15.

第 7 章

免疫检查点抑制剂在肉瘤
中的应用

Sandra P. D'Angelo, Ciara M. Kelly

7.1　引言

　　免疫系统具备同时抑制肿瘤生长和促进肿瘤形成免疫抵抗的潜能。人体免疫系统内天然存在着许多免疫检查点信号通路,以防止自身免疫[1]。然而,肿瘤细胞也可能会利用这种抑制性免疫检查点通路逃避宿主的免疫防御, 进而避免被破坏[1]。免疫检查点是由配体-受体相互作用启动的,这种作用很容易被抗体阻断或受重组形式的配体或受体调节,从而提供破坏免疫抑制途径激活的机制。抑制免疫检查点的免疫疗法,包括细胞毒性 T 淋巴细胞相关抗原 4(CTLA-4)和程序性细胞死亡蛋白 1(PD-1),有助于将相反的作用力转变为消除肿瘤[2]。CTLA-4 抗体是免疫治疗中第一个被证明在晚期黑色素瘤治疗中安全有效的抗体。

7.2　CTLA4 抑制剂在肉瘤中的应用

　　CTLA-4 仅在 T 细胞上表达,其调节 T 细胞活化。当 T 细胞受体(TCR)与抗原结合时,其共刺激受体 CD28 增强 T 细胞活化信号。CTLA-4 抵消 CD28,并充当 T 细胞活化的负调节剂。CTLA-4 和 CD28 具有相同的配体,即 CD80 和 CD86(图 7.1)[3,4]。CTLA-4 对两种配体均具有较高的亲和力,并与 CD28 竞争,进而抑制 T 细胞活化[5-7]。

　　临床前的小鼠模型研究表明, 阻断 CTLA-4 可增强内源性免疫反应并导致

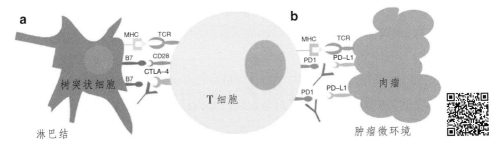

图 7.1 CTLA–4 和 PD–L1 抑制剂的作用机制。(a)树突状细胞上的肿瘤抗原与 TCR 的结合，以及共刺激分子 B7 和 CD28 的结合对 T 细胞活化是必要的。CTLA–4 是免疫反应的负性调节分子，与 CD28 竞争性结合 B7 分子。伊匹木单抗和曲美木单抗是结合 CTLA–4 的单克隆抗体，能够抑制负性调节作用并活化 T 细胞。(b)T 细胞活化过程中，PD–1 受体在肿瘤微环境中的作用通常更为重要。抗原暴露引起 T 细胞上 PD–1 的表达。PD–1 受体与其配体 PD–L1 及 PD–L2 的结合对肿瘤微环境中的 T 细胞起到负性调节作用。结合 PD–1 或 PD–L1 的抗体能引起 T 细胞的活化。MHC，主要组织相容性复合体；TCR，T 细胞受体。(Adapted from D'Angelo SP, Tap WD, Schwartz GK, Carvajal RD. Sarcoma immunotherapy：past approaches and future directions. Sarcoma. 2014；2014：Article ID 391967.)

肿瘤消退。2000 年，人们开始了对最早的两种全人源化的 CTLA–4 抗体伊匹木单抗和曲美木单抗的临床研发。早期研究表明，在晚期黑色素瘤患者中，使用这两种药物的任意单药疗法均可获得约 10% 的客观反应率[8]。曲美木单抗对比达卡巴嗪治疗晚期黑色素瘤患者的 Ⅲ 期研究未能显示出曲美木单抗的生存优势[9]。相反，在接受伊匹木单抗治疗的晚期黑色素瘤患者中，一项随机三臂研究显示，伊匹木单抗联合或不联合黑色素瘤特异性 gp100 肽疫苗均较单独使用 gp100 显示出了生存获益[10]。因此，伊匹木单抗成为美国食品药品管理局(FDA)批准的用于治疗晚期黑色素瘤的首个免疫检查点抑制剂。最近一项汇总了 1861 例使用伊匹木单抗治疗的患者总体生存(OS)数据的 Meta 分析显示，在整个队列中，3 年生存率达到了惊人的 20%[11]。

关于 CTLA–4 抑制剂在肉瘤患者的疗效数据有限。在肉瘤中的首次探索是在 6 例晚期滑膜肉瘤患者中进行的伊匹木单抗治疗的小规模先导研究(3mg/kg，每 21 天为一个疗程，共 3 个疗程)。所有患者均为接受多柔比星/异环磷酰胺为基础的化学治疗后失败的。本研究中未观察到任何疗效反应。中位无进展生存期为 1.85 个月，中位总生存期为 8.75 个月，这比二线治疗晚期滑膜肉瘤患者的预期时间要短得多。该队列中只有 3 例患者接受了进一步的全身治疗。普遍认为，伊匹木单抗治疗起效的时间可能会延迟,而在这项研究中,中位总体生存期较短,可能没有足够的时间来证实这一发现[12]。

7.3　PD-1/PD-L1 抑制剂在肉瘤中的应用

PD-1 及其配体 PD-L1 已成为重要的免疫治疗靶标。PD-1 是免疫反应的另一种负调节剂。其主要作用是在损伤或感染诱发炎症反应时抑制外周组织中 T 细胞的活性,进而预防自身免疫的发生。PD-1/PD-L1 通路在肿瘤微环境中参与产生免疫抵抗[13,14]。当 T 细胞被激活时,T 细胞上的 PD-1 表达就会发生[15]。与配体结合后,PD-1 下调 T 细胞活化 (见图 7.1)[16]。PD-1 还可以在 T Reg 细胞上表达,在其配体存在的情况下,PD-1 可能会促进 T 细胞增殖[17]。

有许多针对 PD-1 的抗体(如纳武利尤单抗、帕博利珠单抗和 pidilizumab)和 PD-L1 的抗体(如阿特珠单抗、德瓦鲁单抗和阿维鲁单抗)。迄今为止,这些药物已被 FDA 批准用于治疗各种晚期恶性肿瘤,包括黑色素瘤、肺癌、肾癌、尿路上皮癌、霍奇金淋巴瘤、头颈部恶性肿瘤、Merkel 细胞癌和胃癌。纳武利尤单抗最近被批准用于Ⅲ期黑色素瘤的辅助治疗。帕博利珠单抗最近也被批准用于治疗微卫星高度不稳定或错配修复缺陷的晚期癌症患者。这是肿瘤学领域第一个不限瘤种的药物获批,是推进肿瘤学药物开发的重要一步[18]。

最近发表的两项Ⅱ期研究探索了抗 PD-1 单药在进展期肉瘤患者中的作用。第一项研究探索了纳武利尤单抗在 12 例晚期子宫平滑肌肉瘤患者中的作用[19],其中并没有观察到有疗效的病例。该研究探讨了治疗前后采集的样本中特异性免疫标记物的表达与治疗反应和无进展生存期(PFS)之间的关系。入组的大多数患者(83%)都有可用的肿瘤样本。分别有 20%、20% 和 90% 的肿瘤标本中表达了 PD-1(>3% 的细胞)、PD-L1(>5% 的肿瘤细胞)和 PD-L2(>10% 的肿瘤细胞)。研究还进行了外周血免疫功能变化的前瞻性监测。在治疗前后标本中未观察到免疫细胞表型的显著变化。

肉瘤研究联盟(SARC)通过协作对肉瘤患者进行了第二项抗 PD-1 单药治疗研究。SARC028 Ⅱ期研究探索了帕博利珠单抗在晚期软组织肉瘤(STS)和骨肉瘤患者中的作用[20]。研究入组了较常见的肉瘤亚型(未分化多形性肉瘤、平滑肌肉瘤、滑膜肉瘤和低分化/去分化脂肪肉瘤)和骨肿瘤(骨肉瘤、尤因肉瘤和去分化或间充质软骨肉瘤)患者。研究共纳入 84 例患者,分为软组织肉瘤和骨肿瘤两个队

列,80 例患者可评估疗效。软组织肉瘤(STS)队列的客观反应率(ORR)为 18%
(n=7),其中,在未分化多形性肉瘤(UPS)(n=4,40%)和脂肪肉瘤(n=2,20%)患者
中观察到反应。骨肿瘤组的 ORR 为 5%(n=2),骨肉瘤(n=1,5%)和去分化软骨肉瘤
(n=1, 20%)患者中观察到反应。

在 STS 组中,中位 PFS 为 18 周,而 12 周的 PFS 率为 55%。骨肿瘤组中位
PFS 为 8 周。由于入组的研究人群中大多数的样本可用,本研究针对治疗前后肿
瘤样本中 PD-L1 的表达进行了相关分析。在治疗前的肿瘤样本(n=70,90%)中,
只有 3 例患者(4%)的 PD-L1 染色阳性(≥1%阈值)。这 3 例样本取自 UPS 患者,
其中 2 例对治疗有反应。

这项研究激发了继续探索免疫疗法在肉瘤患者中应用的研究。这体现了根
据肉瘤组织学亚型对免疫治疗反应进行分层的重要性。

7.4 联合免疫检查点抑制剂在肉瘤中的应用

一项 Ⅱ 期随机研究表明,在未经治疗的进展期黑色素瘤患者中,伊匹木
单抗联合纳武利尤单抗的应答率明显高于单独使用伊匹木单抗 (61% 对
10.8%,P<0.001)。与伊匹木单抗单药治疗相比,联合治疗的 3~4 级治疗相关不
良事件发生率更高(54.3% 对 23.9%)。值得注意的是,本研究联合用药的剂量为
伊匹木单抗 3mg/kg,纳武利尤单抗 1mg/kg(每 3 周给药),连续 4 个周期,然后纳
武利尤单抗 3mg/kg 每 2 周维持治疗[21]。

最近,在既往至少经过一线治疗失败的晚期肉瘤患者中探索了检查点抑制
剂的联合应用。Alliance A091401 试验是一项随机(非对照)的 Ⅱ 期临床研究,患
者接受伊匹木单抗(1mg/kg)和纳武利尤单抗(3mg/kg)的联合治疗,共 4 个周期
(每 3 周 1 次),然后接受纳武利尤单抗(3mg/kg 每 2 周)维持或仅纳武利尤单抗
单药治疗(3mg/kg,每 2 周)[22]。本研究共纳入了 85 例晚期软组织肉瘤和骨肉瘤患
者。在联合治疗队列中观察到更高的客观反应率(ORR)(16%),而纳武利尤单抗
单药治疗的 ORR 仅为 5%。在 UPS 患者中再次观察到与 SARC028 研究一致的反
应。在其他肉瘤亚型中,包括平滑肌肉瘤、血管肉瘤和黏液纤维肉瘤,有一定的疗
效。这表明对于某些肉瘤亚型,可能需要联合免疫疗法来提高治疗反应。该数据
为探索针对肉瘤患者免疫系统中不同成分的新型免疫联合治疗策略提供了
动力。

7.5　免疫检查点抑制剂联合其他抗肿瘤治疗在肉瘤中的应用

7.5.1　免疫检查点抑制剂联合放射治疗

远隔效应是一种罕见的现象，表现为针对某个转移灶的放射疗法导致远离照射靶区的其他转移灶的肿瘤消退。在包括黑色素瘤、淋巴瘤和肾细胞癌在内的许多肿瘤类型中已经观察到了这种现象。造成这种现象的确切生物学机制尚不清楚。然而，临床前证据表明免疫机制参与其中[23]。

放射治疗已显示可改变软组织肉瘤患者的肿瘤免疫微环境。一项研究通过 PCR 和免疫组化的方法对 38 例软组织肉瘤患者放射治疗前后的肿瘤标本中的免疫反应相关基因进行了回顾性分析。放射疗法将肿瘤微环境从一种免疫抑制状态转变为一种免疫活化状态。辐射可导致免疫效应因子和癌−睾丸抗原的显著上调，而免疫抑制基因下调[24]。

该数据为探讨肉瘤患者放射治疗和免疫治疗的联合提供了理论依据。目前，有两项临床试验正在探索新辅助放射治疗联合检查点抑制剂在局部进展期和转移性软组织肉瘤治疗中的安全性和有效性（NCT03338959，NCT03116529）。

7.5.2　免疫检查点抑制剂联合靶向治疗

受体酪氨酸激酶抑制剂（RTKi）也已被证明可以改变和调节肿瘤免疫微环境，使其成为免疫激活的状态[25-27]。

转移性 GIST 主要采用 RTKi 治疗，包括伊马替尼、舒尼替尼和瑞戈非尼[28-30]。肉瘤领域的靶向治疗联合免疫检查点抑制剂的初期研究之一是伊匹木单抗联合达沙替尼治疗晚期肉瘤（包括 GIST）的 Ib 期研究[31]。这项研究的科学依据基于临床前证据，该证据表明免疫系统参与伊马替尼诱导 GIST 中抗肿瘤作用的机制。伊马替尼是 KIT 突变的进展期 GIST 患者的一线治疗选择，临床获益率为 80%。在伊马替尼敏感的 GIST 小鼠模型中，伊马替尼可通过减少肿瘤细胞吲哚胺 2,3−双加氧酶（IDO）的表达来激活 $CD8^+$ T 细胞并减少调节性 T 细胞[32]。IDO 是一种细胞内酶，可催化色氨酸向犬尿氨酸的转化。犬尿氨酸是一种免疫抑制性代谢产物，可促进调节性 T 细胞的发育和稳定，同时减少效应 T 细胞的比例。伊马替尼通过抑制 IDO 增强胃肠间质瘤中的抗肿瘤 T 细胞反应。在临床前对伊马替尼敏感的 GIST 小鼠模型中，伊马替尼和伊匹木单抗的组合具有协同增效作用，相较任何一种单药治疗都更为有效[32]。

在一项达沙替尼和伊匹木单抗的 I b 期研究中,共纳入 28 例患者,其中包括 20 例晚期伊马替尼难治性 GIST 患者。已证明该组合是安全的,并且确定了该组合疗法的最大耐受剂量。在这项研究中,根据 RECIST 标准,没有记录到有效的反应。值得注意的是,该研究中的 GIST 患者已接受过多线的治疗。在既往的伊马替尼难治性 GIST 队列中,达沙替尼单药治疗未能证明其有效性[33]。人们在伊马替尼敏感的 GIST 小鼠模型中进行了临床前研究,该研究记录了伊马替尼与抗 CTLA-4 治疗之间的协同作用。因此,达沙替尼被认为是这项联合免疫疗法研究中 TKI 的较次选择,可能是导致疗效不佳的原因之一。

除 GIST 外,靶向治疗普遍用于肉瘤的治疗。培唑帕尼是针对促进血管生成的 PDGFR-α、PDGFR-β 和血管内皮生长因子受体(VEGFR)的 RTKi,奥拉单抗是抗 PDGFR-α 单克隆抗体,这两种靶向疗法已获得批准用于多种不同的软组织肉瘤,显示出 RTKi 在肉瘤治疗中的作用[34,35]。VEGF 已经被确定为肿瘤免疫逃逸的介质。VEGF 抑制 TNF-α 对 NF-κB 的诱导,从而损害了树突状细胞和来自前体细胞的抗原提呈细胞的功能成熟。因而 VEGF 抑制了免疫系统对肿瘤细胞的识别和破坏[36]。血管肉瘤、腺泡状软组织肉瘤和孤立性纤维瘤等肉瘤中存在着 VEGF 过度表达。具有抗 VEGF 特性的 RTKi 已在多种软组织肉瘤(包括腺泡状软组织肉瘤、恶性孤立性纤维性肿瘤和上皮样血管内皮瘤)中显示出活性。血管正常化假说是指抗血管生成疗法可以使免疫抑制性微环境转变为免疫激活性微环境,进而可能改善免疫治疗的效果[37]。阿昔替尼联合帕博利珠单抗用于晚期软组织肉瘤的 II 期研究是探索这种正常化假设在肉瘤中应用的首批研究之一。初步结果显示,在 29 例可评估患者中,其 12 周 PFS 率为 48%,并且有 5 例部分缓解。值得注意的是,5 例部分缓解的病例中,4 例为腺泡状软组织肉瘤。ASPS 患者(n=10)的临床受益率为 78%,而其他亚型患者的临床受益率仅为 35%,并且观察到的反应似乎是持久的[38]。

与单用多柔比星相比,奥拉单抗联合多柔比星治疗晚期软组织肉瘤患者的疗法显示总生存率有显著改善,最近获得了快速通道批准[35]。同时正在进行的奥拉单抗和帕博利珠单抗联合用于晚期肉瘤患者的 I 期研究也正在开展中(NCT03126591)。在肾细胞癌中也有免疫检查点抑制剂与 RTKi(如舒尼替尼或培唑帕尼)的联合使用研究。这种组合方法被证实可以提高疗效,但是也观察到肝毒性和肾毒性增加。在欧洲,针对进展期的难治性骨和软组织肉瘤患者,正在进行舒尼替尼联合纳武利尤单抗的 I / II 期研究(NCT03277924)。

7.5.3　免疫检查点抑制剂联合化学治疗

历史上,化学治疗被认为是免疫抑制性的。然而,现在某些化学治疗可以增强肿瘤免疫原性的观点已经被接受。化学治疗可以通过诱导免疫原性细胞死亡和破坏肿瘤逃避免疫识别的策略来改变肿瘤的免疫环境,并刺激产生免疫应答的微环境[39]。化学治疗已被证明可以减少骨髓来源的抑制性细胞[40],增加 M1 与 M2 巨噬细胞的比例,并增加 CD8+ T 细胞和自然杀伤细胞[41,42]。

临床前研究表明曲贝替定与抗 PD‑1 抗体在卵巢癌小鼠模型中存在协同作用[43]。曲贝替定已被 FDA 批准用于治疗晚期平滑肌肉瘤和脂肪肉瘤[44]。目前正在进行 I／II 期研究,旨在评估其联合双免疫检查点抑制剂(纳武利尤单抗和伊匹木单抗)的安全性和潜在疗效(NCT03138161)。

目前,有许多临床试验正在研究化学治疗联合免疫检查点抑制剂在肉瘤患者中的作用。多柔比星可能通过直接降解肿瘤而增加肿瘤抗原的提呈作用。目前正在评估多柔比星和帕博利珠单抗的组合在晚期肉瘤患者中的应用(NCT02888665)。同样,帕博利珠单抗与吉西他滨±多西他赛的组合正在肉瘤患者中开展临床研究(NCT03123276,NCT02331251)。

7.6　新的免疫联合治疗策略

检查点抑制剂已彻底改变了许多癌症的治疗策略,这些癌症传统上可用的有效全身治疗有限,如黑色素瘤和 Merkel 细胞癌。我们刚刚开始在肉瘤中开发和了解这种治疗形式的作用。尽管检查点抑制剂在肉瘤中作用的公开数据有限,但有效的信号正在显现,因此我们获得了重要的信息,将有助于未来设计探索检查点抑制剂的临床试验。SARC028 研究表明,UPS 患者对检查点抑制剂单药治疗具有反应,UPS 是一种已知具有相对较高的突变负荷、T 细胞比例和 PD‑1/PD‑L1 表达水平的亚型。易位相关肉瘤(如滑膜肉瘤和黏液样/圆形细胞脂肪肉瘤)患者,具有免疫学上缺乏反应的肿瘤微环境, 对于抗 PD‑1 单一疗法的反应较低。Alliance A091401 研究显示,纳武利尤单抗/伊匹木单抗组合研究中,客观反应率(ORR)较高(16%),而在纳武利尤单抗单药研究中,ORR 仅为 5%。双检查点抑制剂研究不仅在 UPS 中观察到反应, 在其他尚未对免疫疗法产生反应的其他亚型患者(包括平滑肌肉瘤、黏液纤维肉瘤和血管肉瘤)中也观察到了一定的疗效反应。该数据表明, 在特定亚型肉瘤患者中联合免疫治疗可能会产生更显著的反应。这些研究为肉瘤治疗中针对免疫系统不同方面开发新型免疫联合策略的持续探索提供了动力(图 7.2)。我们的当务之急是继续在肉瘤内利用已建立的和研究性的免疫靶标,以努力寻找新的有效系统治疗方案。可以将检查点抑制剂与靶向免疫系统其他重要成分的免疫治疗剂联合使用,包括:①增强 T 细胞活化的共

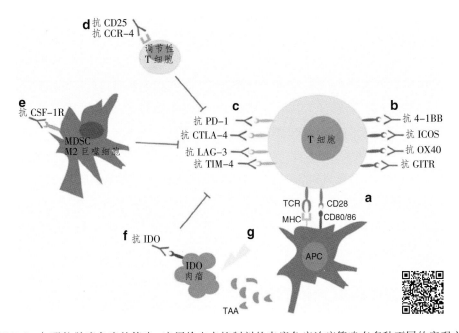

图 7.2　加强抗肿瘤免疫的策略。应用检查点抑制剂的肉瘤免疫治疗策略有多种不同的实现方法,可以针对免疫反应的多个方面。(a)T 细胞活化需要 TCR 和 MHC 的结合,以及共刺激分子(如 CD28 和 CD80/86)的结合。(b)共刺激激动剂,如针对 4-1BB、ICOS、OX40 或 GITR 的抗体可以加强 T 细胞的活化。如图左侧所示,许多通路可以导致免疫的下调。(c)免疫反应的抑制可以通过封闭 PD-1 或 CTLA-4 以外的检查点(如 LAG-3 或 TIM-4)来减弱,或者(d)通过利用抗CD25 或 CCR-4 抗体来减少调节性 T 细胞。(e)化学治疗可以改变 M1 和 M2 巨噬细胞的比例,并能潜在清除 MDSC。结合集落刺激因子-1 受体的抗体同样能清除 M2 巨噬细胞。(f)IDO 是在肿瘤微环境中发现的一种免疫反应负性调节分子,可以被抗 IDO 抗体识别。(g)通过放射治疗和化学治疗来增加肿瘤相关抗原的暴露最终能够加强免疫反应。MHC,主要组织相容性复合体;TCR,T 细胞受体;APC,抗原提呈细胞;ICOS,诱导性 T 细胞共刺激分子;GITR,糖皮质激素诱导的肿瘤坏死因子受体相关蛋白;TIM-3,T 细胞免疫球蛋白黏蛋白 3;LAG-3,淋巴细胞活化基因 3;CCR4,化学因子 C-C 模体受体 4;MDSC,骨髓来源的抑制性细胞;CSF-1R,集落刺激因子-1 受体;IDO,吲哚胺 2,3-双加氧酶;TAA,肿瘤相关抗原。(Adapted from Zamarin D,Postow MA. Immune checkpoint modulation:rational design of combination strategies. PharmacolTher. 2015;150;23-32.)

刺激激动剂,如 4-1BB、ICOS、OX40 或 GITR;②IDO1,一种可将免疫抑制的肿瘤微环境转化为免疫激活微环境的细胞内酶;③巨噬细胞通过集落刺激因子-1 受体抗体的作用,消除免疫抑制性 M2 巨噬细胞;④增加肿瘤相关抗原的药物。

表 7.1 总结了一些检查点抑制剂联合另一种抗癌疗法的临床试验,以增强肉瘤患者的抗肿瘤免疫反应。

7.7　与检查点抑制剂反应相关的生物标记物

理想状态是确定能够预测检查点抑制剂反应的生物标记物,进而指导患者

表 7.1　进行中的肉瘤检查点抑制剂试验

试验注册号	试验疗法	免疫靶点	试验阶段
检查点抑制剂联合放射治疗			
NCT03338959	帕博利珠单抗联合放射治疗	PD-1 和肿瘤相关抗原	I / II
NCT03116529	曲美木单抗,德瓦鲁单抗联合放射治疗	CTLA4、PD-L1 和肿瘤相关抗原	I / II
检查点抑制剂联合化学治疗			
NCT03138161	伊匹木单抗,纳武利尤单抗联合曲贝替定	CTLA4、PD-1 和肿瘤相关抗原	I / II
NCT02406781	帕博利珠单抗联合节拍性环磷酰胺	PD-1 和肿瘤相关抗原	II
NCT02888665	帕博利珠单抗联合多柔比星	PD-1 和肿瘤相关抗原	I / II
NCT03123276	帕博利珠单抗联合吉西他滨	PD-1 和肿瘤相关抗原	I / II
检查点抑制剂联合靶向治疗			
NCT03126591	帕博利珠单抗联合奥拉单抗	PD-1,PDGFRα	I / II
NCT03277924	纳武利尤单抗联合舒尼替尼	PD-1,多靶点 TKI	I / II
NCT03190174	纳武利尤单抗联合 ABI-009 (nab-rapamycin)	PD-1,mTOR	I / II
检查点抑制剂联合新型免疫治疗			
NCT03282344	纳武利尤单抗联合 NKTR214	PD-1 和 CD122(IL-2受体 β 亚单位)	II
NCT03069378	帕博利珠单抗联合 talimogenel aherparepvec(T-VEC)	PD-1 和肿瘤相关抗原	II
NCT03414229	帕博利珠单抗联合 epacadostat	PD-1 和 IDO1	II

治疗选择。最初推测 PD-L1 表达可能与抗 PD-L1 疗法的疗效相关[45]。实体瘤中纳武利尤单抗的 I 期研究表明,PD-L1 阳性肿瘤患者比 PD-L1 阴性肿瘤患者更有可能从治疗中获益[45]。然而,随后的研究表明,对 PD-1/PD-L1 阻滞的反应不依赖于 PD-L1 的表达[46-48]。

IHC 对 PD-L1 阳性表达的定义取决于肿瘤类型和所用的检测方法。在肉瘤中,已使用多种抗体评估了 PD-L1 的表达,结果也有所不同。一项研究使用了兔单克隆抗人 PD-L1 抗体(克隆 28-8)和 Dako 开发的自动测定方法来确定 50 例肉瘤患者肿瘤中 PD-L1 的表达水平。在该研究中,PD-L1 的阳性表达定义为≥1% PD-L1 表达和 12% 的样本被鉴定为 PD-L1 阳性[49]。另一项研究使用 CD274/B7-1H 抗体通过 IHC 测定 200 个肉瘤样本中的 PD-L1 表达[50]。在 36% 的骨肉瘤样本中,97% 的平滑肌肉瘤和 39% 的尤因肉瘤中检测到 PD-L1 阳性表达。

纳武利尤单抗在子宫平滑肌肉瘤中的 II 期试验通过 IHC 检测了治疗前和治疗后样本中 PD-1、PD-L1 和 PD-L2 的表达。PD-1 阳性定义为>3% 的阳性细胞/高倍镜视野。如果该数值>5% 且 10% 的肿瘤细胞表现为明确染色(+1、+2 或 +3 强度),样本则被定义为 PD-L1/PD-L2 阳性。在 83% 的研究人群($n=12$)中可获得治疗前的档案标本。分别有 20%、20% 和 90% 的样本被定义为 PD-1、PD-L1 及 PD-L2 阳性表达。其中一位患者有治疗前和治疗后(3 个周期)的样本可供分析。治疗前后的标本都呈 PD-1 阴性和 PD-L1/PD-L2 阳性,且在暴露于抗 PD-1 治疗后,PD-L1/PD-L2 表达的水平分别提高了 10% 和 30%。如前所述,在这项研究中未观察到对纳武利尤单抗的客观反应[19]。

帕博利珠单抗单药治疗晚期肉瘤患者的 SARC028 研究中,使用实验室开发的 PD-L1 原型免疫组织化学测定法 (克隆 22C3,Dako,Santa Clara,CA,USA;货号 M365329-1,稀释度 1:50)确定 PD-L1 表达。PD-L1 阳性定义为≥1% 的肿瘤细胞表现出膜染色。研究人群中的大多数(90%)具有适合进行 PD-L1 表达分析的治疗前肿瘤组织标本。仅 3 例患者为 PD-L1 阳性。在 40 例可评估肿瘤反应的病例中,只有 2 例(5%)观察到 PD-L1 表达。不论 PD-L1 的表达是否存在,肉瘤患者对帕博利珠单抗的反应均可见,这与其他类型的肿瘤(如黑色素瘤)相似[20]。肉瘤中 PD-L1 表达的确切价值仍不清楚, 在未来涉及抗 PD-1/PD-L1 治疗的肉瘤研究中仍将继续进行探索。

结论

　　检查点抑制已成为多种类型癌症的标准系统治疗方法，最近被批准用于MSI-H且不论组织学类型的癌症患者。在肉瘤治疗中,检查点抑制剂单药疗法和双药联合治疗已在某些特定亚型的肉瘤中显示出疗效，值得开展更大规模的前瞻性试验验证。此外,从最初的肉瘤特异性免疫疗法试验中所获得的知识扩展，将为未来优化免疫疗法在肉瘤中临床试验设计提供机会。我们应当持续探索检查点抑制剂联合已知的有效的肉瘤治疗方法，还需要研究其与针对免疫系统其他方面的新型药物相结合的新型联合治疗。同样重要的是,未来的临床试验仍需要继续探索潜在的疗效预测生物标记物，帮助我们选择最有可能从这种治疗中受益的肉瘤患者。

（郭曦 译　张秀萍 庄荣源 校）

参考文献

1. Pardoll DM. The blockade of immune checkpoints in cancer immunotherapy. Nat Rev Cancer. 2012;12:252–64.
2. Page DB, Yuan J, Wolchok JD. Targeting cytotoxic T-lymphocyte antigen 4 in immunotherapies for melanoma and other cancers. Immunotherapy. 2010;2:367–79.
3. Azuma M, Ito D, Yagita H, et al. B70 antigen is a second ligand for CTLA-4 and CD28. Nature. 1993;366:76–9.
4. Hathcock KS, Laszlo G, Dickler HB, Bradshaw J, Linsley P, Hodes RJ. Identification of an alternative CTLA-4 ligand costimulatory for T cell activation. Science. 1993;262:905–7.
5. Linsley PS, Greene JL, Brady W, Bajorath J, Ledbetter JA, Peach R. Human B7-1 (CD80) and B7-2 (CD86) bind with similar avidities but distinct kinetics to CD28 and CTLA-4 receptors. Immunity. 1994;1:793–801.
6. Schneider H, Downey J, Smith A, et al. Reversal of the TCR stop signal by CTLA-4. Science. 2006;313:1972–5.
7. Parry RV, Chemnitz JM, Frauwirth KA, et al. CTLA-4 and PD-1 receptors inhibit T-cell activation by distinct mechanisms. Mol Cell Biol. 2005;25:9543–53.
8. Ribas A, Camacho LH, Lopez-Berestein G, et al. Antitumor activity in melanoma and anti-self responses in a phase I trial with the anti-cytotoxic T lymphocyte-associated antigen 4 monoclonal antibody CP-675,206. J Clin Oncol. 2005;23:8968–77.
9. Ribas A. Clinical development of the anti-CTLA-4 antibody tremelimumab. Semin Oncol. 2010;37:450–4.
10. Hodi FS, O'Day SJ, McDermott DF, et al. Improved survival with ipilimumab in patients with metastatic melanoma. N Engl J Med. 2010;363:711–23.
11. Schadendorf D, Hodi FS, Robert C, et al. Pooled analysis of long-term survival data from phase II and phase III trials of ipilimumab in unresectable or metastatic melanoma. J Clin Oncol. 2015;33:1889–94.
12. Maki RG, Jungbluth AA, Gnjatic S, et al. A pilot study of Anti-CTLA4 antibody ipilimumab

in patients with synovial sarcoma. Sarcoma. 2013;2013:168145.

13. Dong H, Strome SE, Salomao DR, et al. Tumor-associated B7-H1 promotes T-cell apoptosis: a potential mechanism of immune evasion. Nat Med. 2002;8:793–800.

14. Blank C, Brown I, Peterson AC, et al. PD-L1/B7H-1 inhibits the effector phase of tumor rejection by T cell receptor (TCR) transgenic CD8+ T cells. Cancer Res. 2004;64:1140–5.

15. Ishida Y, Agata Y, Shibahara K, Honjo T. Induced expression of PD-1, a novel member of the immunoglobulin gene superfamily, upon programmed cell death. EMBO J. 1992;11:3887–95.

16. Freeman GJ, Long AJ, Iwai Y, et al. Engagement of the PD-1 immunoinhibitory receptor by a novel B7 family member leads to negative regulation of lymphocyte activation. J Exp Med. 2000;192:1027–34.

17. Francisco LM, Salinas VH, Brown KE, et al. PD-L1 regulates the development, maintenance, and function of induced regulatory T cells. J Exp Med. 2009;206:3015–29.

18. Prasad V, Kaestner V, Mailankody S. Cancer drugs approved based on biomarkers and not tumor type-FDA approval of pembrolizumab for mismatch repair-deficient solid cancers. JAMA Oncol. 2018;4:157–8.

19. Ben-Ami E, Barysauskas CM, Solomon S, et al. Immunotherapy with single agent nivolumab for advanced leiomyosarcoma of the uterus: results of a phase 2 study. Cancer. 2017;123:3285–90.

20. Tawbi HA, Burgess M, Bolejack V, et al. Pembrolizumab in advanced soft-tissue sarcoma and bone sarcoma (SARC028): a multicentre, two-cohort, single-arm, open-label, phase 2 trial. Lancet Oncol. 2017;18:1493–501.

21. Postow MA, Chesney J, Pavlick AC, et al. Nivolumab and ipilimumab versus ipilimumab in untreated melanoma. N Engl J Med. 2015;372:2006–17.

22. D'Angelo SP Mahoney MR, Van Tine BA, et al. A multi-center phase II study of nivolumab +/- ipilimumab for patients with metastatic sarcoma (Alliance A091401). American Society of Clinical Oncology Annual Meeting, Chicago, USA. 2017.

23. Postow MA, Callahan MK, Barker CA, et al. Immunologic correlates of the abscopal effect in a patient with melanoma. N Engl J Med. 2012;366:925–31.

24. Sharma A, Bode B, Studer G, et al. Radiotherapy of human sarcoma promotes an intratumoral immune effector signature. Clin Cancer Res. 2013;19:4843–53.

25. Ozao-Choy J, Ma G, Kao J, et al. The novel role of tyrosine kinase inhibitor in the reversal of immune suppression and modulation of tumor microenvironment for immune-based cancer therapies. Cancer Res. 2009;69:2514–22.

26. Lee KC, Ouwehand I, Giannini AL, Thomas NS, Dibb NJ, Bijlmakers MJ. Lck is a key target of imatinib and dasatinib in T-cell activation. Leukemia. 2010;24:896–900.

27. Kreutzman A, Juvonen V, Kairisto V, et al. Mono/oligoclonal T and NK cells are common in chronic myeloid leukemia patients at diagnosis and expand during dasatinib therapy. Blood. 2010;116:772–82.

28. Demetri GD, von Mehren M, Blanke CD, et al. Efficacy and safety of imatinib mesylate in advanced gastrointestinal stromal tumors. N Engl J Med. 2002;347:472–80.

29. Demetri GD, Reichardt P, Kang YK, et al. Efficacy and safety of regorafenib for advanced gastrointestinal stromal tumours after failure of imatinib and sunitinib (GRID): an international, multicentre, randomised, placebo-controlled, phase 3 trial. Lancet. 2013;381:295–302.

30. Demetri GD, van Oosterom AT, Garrett CR, et al. Efficacy and safety of sunitinib in patients with advanced gastrointestinal stromal tumour after failure of imatinib: a randomised controlled trial. Lancet. 2006;368:1329–38.

31. D'Angelo SP, Shoushtari AN, Keohan ML, et al. Combined KIT and CTLA-4 blockade in patients with refractory GIST and other advanced sarcomas: a phase Ib Study of dasatinib plus ipilimumab. Clin Cancer Res. 2017;23:2972–80.

32. Balachandran VP, Cavnar MJ, Zeng S, et al. Imatinib potentiates antitumor T cell responses in gastrointestinal stromal tumor through the inhibition of Ido. Nat Med. 2011;17:1094–100.

33. Trent JC, Wathen K, von Mehren M, et al. A phase II study of dasatinib for patients with imatinib-resistant gastrointestinal stromal tumor (GIST). J Clin Oncol. 2011;29(15_suppl):10006.

34. van der Graaf WT, Blay JY, Chawla SP, et al. Pazopanib for metastatic soft-tissue sarcoma (PALETTE): a randomised, double-blind, placebo-controlled phase 3 trial. Lancet.

2012;379:1879–86.

35. Tap WD, Jones RL, Van Tine BA, et al. Olaratumab and doxorubicin versus doxorubicin alone for treatment of soft-tissue sarcoma: an open-label phase 1b and randomised phase 2 trial. Lancet. 2016;388:488–97.

36. Ohm JE, Carbone DP. VEGF as a mediator of tumor-associated immunodeficiency. Immunol Res. 2001;23:263–72.

37. Jain RK. Normalizing tumor microenvironment to treat cancer: bench to bedside to biomarkers. J Clin Oncol. 2013;31:2205–18.

38. Breelyn A, Wilky EA. A phase II study of concurrent Axitinib and Pembrolizumab in subjects with advanced alveolar soft part sarcoma and other soft tissue sarcomas. Connective Tissue Oncology Society, Maui, Hawaii. 2017.

39. Emens LA, Middleton G. The interplay of immunotherapy and chemotherapy: harnessing potential synergies. Cancer Immunol Res. 2015;3:436–43.

40. Ko HJ, Kim YJ, Kim YS, et al. A combination of chemoimmunotherapies can efficiently break self-tolerance and induce antitumor immunity in a tolerogenic murine tumor model. Cancer Res. 2007;67:7477–86.

41. Fridlender ZG, Sun J, Singhal S, et al. Chemotherapy delivered after viral immunogene therapy augments antitumor efficacy via multiple immune-mediated mechanisms. Mol Ther. 2010;18:1947–59.

42. Suzuki E, Kapoor V, Jassar AS, Kaiser LR, Albelda SM. Gemcitabine selectively eliminates splenic Gr-1+/CD11b+ myeloid suppressor cells in tumor-bearing animals and enhances antitumor immune activity. Clin Cancer Res. 2005;11:6713–21.

43. Guo Z, Wang H, Meng F, Li J, Zhang S. Combined Trabectedin and anti-PD1 antibody produces a synergistic antitumor effect in a murine model of ovarian cancer. J Transl Med. 2015;13:247.

44. Barone A, Chi DC, Theoret MR, et al. FDA approval summary: trabectedin for unresectable or metastatic liposarcoma or leiomyosarcoma following an anthracycline-containing regimen. Clin Cancer Res. 2017;23:7448–53.

45. Topalian SL, Hodi FS, Brahmer JR, et al. Safety, activity, and immune correlates of anti-PD-1 antibody in cancer. N Engl J Med. 2012;366:2443–54.

46. Herbst RS, Gordon M, Fine GD, et al. A study of MPDL3280A, an engineered PD-L1 antibody in patients with locally advanced or metastatic tumors. J Clin Oncol. 2013;31:3000.

47. Larkin J, Minor D, D'Angelo S, et al. Overall survival in patients with advanced melanoma who received nivolumab versus investigator's choice chemotherapy in checkmate 037: a randomized, controlled, open-label phase III trial. J Clin Oncol. 2018;36:383–90.

48. Wolchok JD, Kluger H, Callahan MK, et al. Nivolumab plus ipilimumab in advanced melanoma. N Engl J Med. 2013;369:122–33.

49. D'Angelo SP, Shoushtari AN, Agaram NP, et al. Prevalence of tumor-infiltrating lymphocytes and PD-L1 expression in the soft tissue sarcoma microenvironment. Hum Pathol. 2015;46:357–65.

50. Raj SBM, Gonzales R, et al. Impact of PD-L1 expression on clinical outcomes in subtypes of sarcoma. Ann Oncol. 2014;25(suppl 4):iv498.

第 8 章

肉瘤的细胞免疫治疗

Seth M.Pollack，Georgios Antoniou

8.1 引言

过继性细胞疗法(ACT)是一种应用免疫细胞——主要是淋巴细胞的癌症治疗方法,这些细胞在体外经过分离、扩增,且大多经过细胞工程改造。接着,其被单独回输到患者体内,或联合化学治疗、放射治疗、外源性细胞因子和(或)其他生物制剂(如抗体),以加强细胞在体内的生存和杀伤能力。过继性细胞疗法的大部分概念框架是从同种异基因造血干细胞移植衍生而来的。早期的研究只关注癌症特异性 T 细胞的输注,却未明确针对的是哪种肿瘤抗原,而大多数现代的 ACT 研究已具有高度肿瘤特异性(表 8.1)。

ACT 对每一种癌症都具有治疗潜力,目前处于发展的关键时刻。通过对 T 细胞进行基因修饰使其表达具有高特征性和高亲和力的 TCR,从而改变 T 细胞的特异性,使 ACT 能够利用主要组织相容性复合体(MHC)蛋白中的正常细胞外表面标记物,靶向作用于癌症。当细胞表面有高度特异性的标记物,癌细胞就可以被嵌合抗原受体(CAR)完美识别。这些过程将来自抗体的细胞表面蛋白的识别与传导 T 细胞内信号的 CD3ζ 链结合在一起,通常还有共刺激分子,如 4-1BB 或 CD28 的参与。首个通过 FDA 批准的 ACT 疗法 Axicabtagene Ciloleucel 就是一种针对 CD19 的 CAR T 细胞产物,用以治疗急性淋巴细胞白血病(ALL)。该药物获批后极大地拓宽了 ACT 的研究领域,并且肉瘤治疗将很有可能处于研究一线(图 8.1)。

肉瘤是来源于包括脂肪、肌肉、骨骼、神经和血管在内的胚胎中胚层组织的

表 8.1　进行中的肉瘤细胞免疫治疗临床试验

试验疗法	试验阶段	状态	试验编号	描述
自体 HER2 特异性 T 细胞+氟达拉滨+环磷酰胺	I	进行中，招募中	NCT00902044	用于晚期肉瘤患者表达 HER2 嵌合抗原受体的 T 细胞
抗 GD2-CAR 改造 T 细胞+环磷酰胺	I	进行中，已结束	NCT02107963	GD2 阳性的儿童和年轻成人实体瘤的 T 细胞
抗 GD2 T 细胞	I	进行中，停止招募	NCT01953900	对晚期肉瘤患者接种疫苗以增强 VZV 特异性 GD2-CAR T 细胞的抗肿瘤活性
NY-ESO-1(c259)T 细胞	I/II	进行中，招募中	NCT01343043	基因工程 NY-ESO-1 特异性 NY-ESO-1c259T 在 HLA-A2 阳性 SS 患者中的初步研究
自体转基因 MAGE-A4C0132T 细胞	I	进行中，招募中	NCT03132922	剂量递增，泛瘤种研究，评估基因工程 MAGE-A4C0132T 在 HLA-A2 阳性、MAGE-A4 阳性肿瘤患者中的安全性，耐受性和抗肿瘤活性
自体转基因 MAGE-A4C0132T 细胞	I	进行中，招募中	NCT02989064	剂量递增增研究，评估基因工程 MAGE-A10c796T 在 HLA-A2 阳性、MAGE-A10 阳性的尿路上皮癌、黑色素瘤或头颈部肿瘤患者中的安全性和耐受性
自体转基因 MAGE-A3/A6 TCR 改造 T 细胞(KITE-718)	I	进行中，招募中	NCT03139370	评估 MAGE-A3/A6 TCR 改造 T 细胞 HLA-DPB1*04:01 阳性晚期癌症患者中的安全性和有效性的研究
抗 MAGE-A3-DP4 TCR+环磷酰胺+氟达拉滨+醛固酮	I	进行中，招募中	NCT02111850	在 HLA-DP0401 阳性的转移癌者中靶向 MAGE-A3 的 T 细胞免疫治疗
抗 MAGE-A3-DP4 TCR+环磷酰胺+氟达拉滨+醛固酮	I/II	进行中，招募中	NCT02153905	在 HLA-A*01 阳性的转移癌患者中靶向 MAGE-A3 的 T 细胞受体免疫治疗

（待续）

表 8.1（续）

试验疗法	试验阶段	状态	试验编号	描述
NY-ESO-1-特异性T细胞+环磷酰胺	I	进行中，已结束	NCT01477021	自体T细胞联合环磷酰胺治疗不可切除或转移性软组织肉瘤
TAA特异性CTL(TACTASOM)	I	进行中，停止招募	NCT02239861	实体瘤特异性TAA特异性CTL
扩增，活化的自然杀伤细胞	I	进行中，招募中	NCT02409576	输注扩增活化的单倍体相合自然杀伤细胞治疗肉瘤的初步研究
异基因HCT后早期供体自然杀伤细胞输注(STIR)	II	进行中，招募中	NCT02100891	STIR试验：单倍体相合移植和供体自然杀伤细胞治疗实体瘤
自然杀伤细胞+ALT803	I	进行中，招募中	NCT02890758	通用供体自然杀伤细胞疗法联合ALT803
MASCT-I+异环磷酰胺	I	进行中，招募中	NCT03034304	评估MASCT-I治疗晚期实体瘤安全性和有效性的临床研究
环磷酰胺和（或）氟达拉滨+TBI-1301+NY-ESO-1 TCR改造的T淋巴细胞	I	进行中，招募中	NCT02366546	一项评估TBI-1301在表达NY-ESO-1的实体瘤患者中的安全性，药代动力学和临床效果的研究
环磷酰胺+TBI-1301+NY-ESO-1 TCR改造的T淋巴细胞	I／II	进行中，招募中	NCT03250325	评估环磷酰胺预处理后使用TBI-1301治疗NY-ESO-1阳性滑膜肉瘤的安全性和有效性的研究
NY-ESO-1-重定向CRISPR(TCRendo和PD1)编辑的T细胞(NYCE T细胞)+环磷酰胺+氟达拉滨	I	进行中，招募中	NCT03399448	首次在人体试验中提出，在各种肿瘤（包括滑膜肉瘤和粘液样（圆形）细胞脂肪肉瘤）中测试HLA-A*0201限制NY-ESO-1重定向T细胞，并编辑内源性T细胞受体和PD-1

CAR，嵌合抗原受体；CMB，依次给予LV305（一种表达NY-ESO-1基因的树突状细胞靶向病毒载体）和G305（NY-ESO-1重组蛋白和GLA-SE）；CTL，细胞毒性T淋巴细胞；GD2，二乙酰神经节苷脂；GLA-SE，吡喃葡萄糖基脂质A稳定乳剂配方；HCT，造血干细胞移植；HER2，人表皮生长因子受体2；HLA，人白细胞抗原；MAGE，黑色素瘤抗原；MASCT，体外多抗原特异性细胞治疗联合抗PD-1技术；PD-1，程序性细胞死亡1；PD-L1，程序性细胞死亡配体1；SS，滑膜肉瘤；TAA，肿瘤相关抗原；TCR，T细胞受体；VZV，水痘带状疱疹病毒。

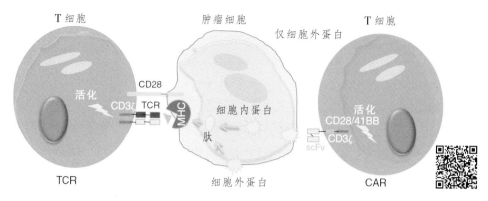

图 8.1　嵌合抗原受体(CAR)(右)具有连接细胞质信号区域(CD3ζ)的单链抗体可变片段(scFv)。与 T 细胞(左)不同,CAR 识别肿瘤抗原,而不需要肿瘤细胞表面的主要组织相容性复合体(MHC)蛋白。T 细胞受体(TCR)需要 MHC 来提呈抗原肽,但可以识别细胞内蛋白质。

恶性肿瘤,占儿童恶性肿瘤的 10% 以上,占成人恶性肿瘤的 1% 左右,在生物学特征和临床表现上都构成了一大类疾病[1]。晚期肉瘤患者的预后不良,多在发生转移后 2 年内死亡[2]。不幸的是,肉瘤系统治疗的进展十分缓慢。尽管免疫治疗已为多种癌症患者带来持久疗效并且耐受性良好,但对于肉瘤患者来说还有很长的路要走。然而,近期报道详细解释了个别肉瘤亚型的免疫学特性,这重燃了免疫治疗将会广泛应用于骨与软组织肉瘤患者的希望[3-5]。在本章中,我们将要讨论 ACT 的主要进展及其与肉瘤患者治疗的关系。

8.2　ACT 的早期探索

ACT 由造血干细胞移植发展而来,供体淋巴细胞输注(DLI)是首次证实 ACT 有效的示例之一。在 DLI 中,同种异源性移植患者将会接受额外的供体淋巴细胞输注,以通过移植物抗肿瘤效应来进一步治疗癌症[6-8]。虽然 DLI 并不针对某一特定的肿瘤抗原,一些研究者已成功将其用于靶向 EBV 特异性病毒抗原[9,10]。ACT 的另一早期探索是淋巴因子激活的杀伤细胞(LAK),一种采集自患者外周血并在体外经 IL-2 处理的淋巴细胞,IL-2 可以刺激用于回输的循环癌症特异性 T 细胞[11]。这些细胞对清除体外肿瘤细胞系及转移癌动物模型的肿瘤非常有效[12,13]。尽管 LAK 细胞在临床的应用不尽如人意,但这些早期的研究有助于在试验阶段证实利用细胞免疫疗法治疗实体肿瘤的概念,为现代细胞治疗奠定基础[14,15]。

8.3　肿瘤浸润淋巴细胞(TIL)

早期在免疫疗法的进展中有一项重要发现，即有丰富淋巴细胞浸润的黑色素瘤患者比没有的患者生存期更长[16-18]。由于这种关联已得到证实，一些研究者提出假设，如果在体外大量培养这些肿瘤浸润淋巴细胞(TIL)，它们可能会对肿瘤抗原具有特异性，从而取得临床疗效。Steve Rosenberg 和其他来自美国国家癌症研究所外科中心的研究人员致力于培养黑色素瘤患者血液中采集的 LAK 细胞，他们应用了类似的技术，用高剂量 IL-2 培养肿瘤组织小块以获得 TIL 扩增[15]。对于大多数患者，他们可以从肿瘤中扩增出超过 10×10^9 个淋巴细胞，包括 CD8、CD4、NK 和 NK T 细胞[19-22]。TIL 可以识别、溶解肿瘤细胞株，并在与自体肿瘤共培养时产生干扰素 γ[23,24]。TIL 疗法清除小鼠模型肿瘤的效果远比 LAK、细胞因子或其他联合免疫疗法更好[25,26]。

TIL 疗法是第一个成功治疗实体肿瘤的 ACT 策略。在初始的研究中，50% 以上接受了 TIL 联合高剂量 IL-2 治疗的患者都获得了客观反应[27]。目前，TIL 传代、扩增和管理的方法正在完善中。在给予 TIL 前，患者先应用氟达拉滨和环磷酰胺进行淋巴细胞清除的预处理化学治疗，目的是创造一个具有血清 IL-7 和 IL-15 浓度较高的体内环境，这将更有利于回输的细胞生长[28,29]。

TIL 在肉瘤中的重要性尚未十分明确。一些 STS 亚型，如未分化多形性肉瘤(UPS)，可能会有丰富的 TIL 浸润，而其他亚型，如滑膜肉瘤(SS)或黏液样/圆形细胞脂肪肉瘤(MRCL)的 TIL 浸润却很少[30]。一些肉瘤亚型，如尤因肉瘤，与 CD8+ TIL 有显著的相关性，并能因此延长生存期[31,32]。TIL 还与改善 GIST、血管肉瘤，以及一些混合队列研究的临床结局有关[31,33-38]。从骨肉瘤分离的 TIL 可以识别并裂解同种异体的肿瘤细胞，这提示 TIL 疗法对此亚型可能具有潜在疗效[39]。

8.4　细胞免疫疗法的靶点

尽管研究人员清楚 TIL 必须识别特异的肿瘤抗原，但筛选出这些抗原却是一项巨大的工程。Thierry Boon 等在鼠肿瘤模型(P815)上进行了大量早期工作，他们发现了 4 种特别的抗原，其中 2 种存在于一个可被肿瘤特异性 T 细胞识别的蛋白上，这个蛋白叫作 P1A。用 P1A 特异性 T 细胞治疗的大部分小鼠都获得了肿瘤消退[40,41]。这种高免疫原性、未变异的肿瘤抗原的发现使得 Boon 的团队又在

人类身上发现了第一个肿瘤抗原——黑色素瘤抗原 1(MAGE-A1)[42]。MAGE-A1
属于一种肿瘤-睾丸(CT)抗原,这一术语首先被 Lloyd Old 用于描述主要表达于
生殖系统组织和多种癌症中的肿瘤相关抗原。目前已发现 70 多种不同的 CT 抗
原,其中许多抗原正作为免疫治疗的靶点处于研究当中[43]。

　　CT 抗原是肉瘤中重要的靶点,而癌症中许多其他重要的靶抗原也普遍存
在。分化抗原,尤其是对于黑色素瘤而言,在自然免疫反应中起到重要作用[44,45]。
MART-1 和酪氨酸酶就是重要的例子[42]。过表达的靶点,如 Her-2 在正常组织中
也有表达,只是在某些癌症中表达增加,这些对肉瘤而言也可能是有用的靶点[46]。
"通用型抗原",如 survivin 与肿瘤生成直接相关,因此靶向这些抗原也许可以规
避抗原丢失变异带来的过度生长潜能[47,48]。来自 EBV 或 Merkel 细胞多瘤病毒等
病毒的某些病毒性抗原是一些癌症的治疗靶点,因此它们在理论上可以对 EBV
或 HHV8 相关肉瘤起到一定作用[49,50]。某些特定的染色体易位也可能成为一些肉
瘤亚型独特的免疫治疗靶点[51]。

8.5　NY-ESO-1——滑膜肉瘤和黏液样/圆形细胞脂肪肉瘤的靶抗原

　　对肉瘤尤为重要的一个靶抗原是 NY-ESO-1,这是由 180 个氨基酸组成的
特征性 CT 抗原,具有富含甘氨酸的 N 端和疏水的 C 端[43]。它不是膜相关蛋白,功
能尚不清楚。这一种 CT 抗原首次在食管癌患者的血清学分析中发现,继而在疫
苗试验中发现其可以诱导抗体和 T 细胞反应[42,52]。值得注意的是,CT 抗原的高表
达与一些肿瘤的不良预后有关[53,54]。NY-ESO-1 被认为是免疫治疗最有吸引力的
靶点之一,因为其自身具有免疫原性并且在许多临床研究中被当作靶点。注射以
ISCOMATRIX 为佐剂的 NY-ESO-1 蛋白疫苗后产生的迟发型超敏反应与长期生
存有关[55,56]。

　　虽然很多癌症中的 NY-ESO-1 表达率低于 30%,且表达模式不稳定,但在滑
膜肉瘤(SS)和黏液样/圆形细胞脂肪肉瘤(MRCL)中的表达却十分独特,它们恒
定表达 NY-ESO-1 并且具有同质性的表达模式[57]。超过 80% 的滑膜肉瘤表达 NY-
ESO-1,其中,具有同质性表达的单相亚型中的表达率可能更高[58,59]。70% 以上的
MRCL 肿瘤具有同质性表达,因此 MRCL 中的 NY-ESO-1 表达率可接近 100%[60]。

8.6　体外培养的抗原特异性 T 细胞

T 细胞的基因工程改造已在许多试验中得到证实,且其安全性已得到广泛认可。然而,这仍是一个相对较新的视角,许多年以来,很多人都担心插入突变会在被改变的细胞中引起新的白血病。不过细胞改造对抗原特异性 T 细胞疗法来说并不是必要的,很多靶细胞疗法的早期试验使用的都是从血液中培养的,或利用肽-MHC 多聚体从血液中分离出的 T 细胞[61]。这种方法尤其适用于黑色素瘤,因为黑色素瘤中 T 细胞对 MART-1 和 Melan-A 这些抗原的反应率很高,也容易通过筛选或克隆来进行检测和培养[62]。来自不同研究中心的多组研究用抗原肽冲击 DC 产生的 Melan-A 特异性 T 细胞治疗黑色素瘤患者,并已成功诱导部分患者的肿瘤消退[63-65]。应用针对这些抗原的 CD8+ T 细胞克隆的治疗方法已维持患者的疾病稳定和长期生存[66]。这种方法还与抗原特异性 CD4+细胞联用,但构建稳定的Ⅱ类限制性肽-MHC 多聚体会更加复杂,因此,在细胞制备和免疫监视上难度更大。当这种细胞经过试验后,我们就能在黑色素瘤患者身上看到临床疗效和“抗原扩散”,即针对其他肿瘤靶点(如 MAGE 家族抗原)的免疫反应[44]。已有临床试验(NCT02319824)在肉瘤患者身上分离、培养、扩增 NY-ESO-1 细胞,结果尚未发表。目前,Baylor 正在使用相似的方法培养以多种抗原(NY-ESO-1、MAGE 家族抗原和 PRAME)为靶点的 ACT 进行试验(NCT02239861)。

8.7　TCR 改造 T 细胞

利用反转录酶病毒和慢病毒载体来改造抗原特异性 T 细胞的 TCR 转基因技术,相比培养来自血液的抗原特异性细胞具有巨大优势,原因包括:①具有内源特异性的 T 细胞需要经过数周的体外培养;②TCR 转基因技术可以选择高亲和力 TCR 或是被人为赋予特异性的 TCR,而从患者血液中培养的细胞的 TCR 亲和力是极为不稳定的;③TCR 转基因技术使我们可以选择特定的 T 细胞亚型,如效应记忆性 T 细胞中的中央记忆型 T 细胞[67]。第一项对人类使用第一代 TCR 载体的 TCR 基因疗法的研究表明, 对 MART-1 抗原的特异性可被转移到 CD8+和 CD4+ T 细胞上, 这些经过改造的 T 细胞在回输的同时给予清淋处理和高剂量IL-2,在体内可以存活长达 1 个月[68]。TCR 改造 T 细胞正用于治疗多种癌症,尽管目前还没有被列入任何疾病的治疗标准, 但它的初步疗效正在显现

（NCT01586403、NCT03354390、NCT03326921 和 NCT02408016）。

　　在肉瘤领域，应用 TCR 改造 T 细胞的多数临床工作主要是以 SS 和 MRCL 患者的 NY-ESO-1 抗原为靶点[58,60]。虽然过去转移性 SS 患者的预后不良，但 NY-ESO-1 的同质性表达使得这些肿瘤具有 NY-ESO-1 靶向治疗的明确靶点。在一项试验高亲和力 NY-ESO-1 特异性 TCR 的初步研究中，大多数患者都对其有反应[69,70]。一家商业公司（Adaptimmune）正在对有这种 TCR 的细胞进行试验。目前使用以 NY-ESO-1 为靶点的 TCR 的多数研究针对的都是 157~165 Ⅰ 类限制性（CD8）表位，位于等位基因 HLA-A*02:01（见于 30%~40% 的高加索人）。这些研究成为重要的例证，由于 NY-ESO-1 具有多个已知的表位，人们希望以这些表位为靶点的 T 细胞最终能够应用于临床。这些治疗方案可能会带来持久的疗效，但它们都有高度的 HLA 限制性，需要高度清淋处理，制备和管理起来较为复杂，因此只能用于特定的患者。以 MAGE-A3、MAGE-A4 和 MAGE-A10 为靶点的 TCR 疗法目前正处于临床试验阶段（NCT03132922、NCT02989064、NCT03139370、NCT02111850 和 NCT02153905）。

8.8　嵌合抗原受体（CAR）在肉瘤中的应用

　　针对 CD19⁺淋巴系恶性肿瘤，尤其是急性淋巴细胞白血病的嵌合抗原受体（CAR）已获得超过 90% 的完全缓解率[71]。CAR 由细胞外抗原识别区域、TCR 的 CD3ζ 链连接两者的跨膜区域，以及可增强其功能的共刺激受体 CD28 和（或）4-1BB 组成。CAR 以 T 细胞表面蛋白为靶点，不受 HLA 类别限制。但是，可靠靶点的识别是一项重大挑战，许多研究小组多年来致力于找寻单抗靶点却成果寥寥[72-75]。值得注意的是，以 CD22 为靶点的 CAR T 细胞使未接受过 CD19 靶向治疗或对其抵抗的 B-ALL 得到缓解[76]。出于以上原因，目前利用这些靶点治疗实体肿瘤的试验很少见。在一项研究中，将针对 Her-2 的 CAR T 细胞用于复发的骨肉瘤患者和肿瘤坏死的尤因肉瘤患者，其中位总生存期为 10.3 个月（5.1~29.1 个月）[46]。以免疫检查点 B7-H3 和 GD-2 为靶点的 CAR 正处于试验中[77,78]。由于该方法有不错的效果，目前，如何优化 CAR T 细胞的扩增、存活，以及提高安全性的研究正在进行中（NCT00902044、NCT02107963 和 NCT01953900）。

8.9　未来方向

适当的环境调节能对 ACT 疗效带来重大影响。在过去，对环境调节的研究关注的是回输前的清淋处理。例如，NCI 组将全身放射治疗(TBI)纳入现有的环磷酰胺和氟达拉滨的非清髓性处理方案中，反应率很高但同时也增加了毒性[29]。目前，多项试验正在探索 PD-1、PD-L1 和 CTLA-4 等免疫检查点抑制剂与 ACT 的联合应用(NCT03435640 和 NCT02609984)。

其他研究者正在探索转变 T 细胞功能并使 ACT 产品更安全有效的方法。T 细胞可被改造以产生额外的细胞因子,包括 IL-2 或 IL-12 等自分泌因子,这些因子能极大地影响肿瘤微环境[79]。T 细胞还能被改造以表达不同受体,从而增强共刺激信号[80]。嵌合细胞因子受体(CCR)可与细胞因子信号一起协调抗原刺激,如与 IL-2 细胞内信号区结合的 GM-CSF 受体等[81]。在 CAR 改造的 T 细胞中加入自杀基因还可以提高其安全性[82]。

结论

STS 的罕见性和异质性使得新疗法在发展中遇到很多阻碍。晚期肉瘤患者预后极差,目前仍是一种致命性的疾病。虽然治疗策略有限,但免疫治疗正在兴起,疗效令人鼓舞。过继性细胞治疗是转移性肉瘤的一种新兴疗法,但是尽管有大量的抗肿瘤特异性 T 细胞存在,肿瘤还是有可能发生进展[83]。这就意味着诱导强烈的 T 细胞反应也许还不足以使免疫相对不敏感的肿瘤消退，这类肿瘤可能更适合联合免疫治疗策略[84]。越来越多针对肉瘤的细胞免疫疗法研究的前景十分乐观,今后,使肉瘤患者更多地参与到免疫治疗试验中至关重要。

(周宇红 译　张秀萍 宋正清 李伟 校)

参考文献

1. Burningham Z, Hashibe M, Spector L, Schiffman JD. The epidemiology of Sarcoma. Clin Sarcoma Res. 2012;2:14.
2. Siegel RL, Miller KD, Jemal A. Cancer statistics, 2016. CA Cancer J Clin. 2016;66(1):7–30.
3. Robert C, Thomas L, Bondarenko I, O'Day S, Weber J, Garbe C, et al. Ipilimumab plus dacarbazine for previously untreated metastatic melanoma. N Engl J Med. 2011;364(26):2517–26.

4. Wolchok JD, Chiarion-Sileni V, Gonzalez R, Rutkowski P, Grob J-J, Cowey CL, et al. Overall survival with combined nivolumab and ipilimumab in advanced melanoma. N Engl J Med. 2017;377(14):1345–56.

5. Borghaei H, Paz-Ares L, Horn L, Spigel DR, Steins M, Ready NE, et al. Nivolumab versus docetaxel in advanced nonsquamous non–small-cell lung cancer. N Engl J Med. 2015;373(17):1627–39.

6. Pollack SM, O'Connor TP, Hashash J, Tabbara IA. Nonmyeloablative and reduced-intensity conditioning for allogeneic hematopoietic stem cell transplantation: a clinical review. Am J Clin Oncol. 2009;32(6):618–28.

7. Matsuda G, Imadome K, Kawano F, Mochizuki M, Ochiai N, Morio T, et al. Cellular immunotherapy with ex vivo expanded cord blood T-cells in a humanized mouse model of EBV-associated lymphoproliferative disease. Immunotherapy. 2015;7(4):335–41.

8. Kolb H-J. Graft-versus-leukemia effects of transplantation and donor lymphocytes. Blood. 2008;112(12):4371–83.

9. Rooney CM, Smith CA, Ng CY, Loftin S, Li C, Krance RA, et al. Use of gene-modified virus-specific T lymphocytes to control Epstein-Barr-virus-related lymphoproliferation. Lancet. 1995;345(8941):9–13.

10. Roskrow MA, Suzuki N, Gan YJ, Sixbey JW, Ng CY, Kimbrough S, et al. Epstein-Barr virus (EBV)-specific cytotoxic T lymphocytes for the treatment of patients with EBV-positive relapsed Hodgkin's disease. Blood. 1998;91(8):2925–34.

11. Lotze MT, Grimm EA, Mazumder A, Strausser JL, Rosenberg SA. Lysis of fresh and cultured autologous tumor by human lymphocytes cultured in T-cell growth factor. Cancer Res. 1981;41(11 Pt 1):4420–5.

12. Mulé JJ, Shu S, Schwarz SL, Rosenberg SA. Adoptive immunotherapy of established pulmonary metastases with LAK cells and recombinant interleukin-2. Science. 1984;225(4669):1487–9.

13. Lafreniere R, Rosenberg SA. Successful immunotherapy of murine experimental hepatic metastases with lymphokine-activated killer cells and recombinant interleukin 2. Cancer Res. 1985;45(8):3735–41.

14. Rosenberg SA. Immunotherapy of cancer by systemic administration of lymphoid cells plus interleukin-2. J Biol Response Mod. 1984;3(5):501–11.

15. Rosenberg SA, Lotze MT, Muul LM, Leitman S, Chang AE, Ettinghausen SE, et al. Observations on the systemic administration of autologous lymphokine-activated killer cells and recombinant interleukin-2 to patients with metastatic cancer. N Engl J Med. 1985;313(23):1485–92.

16. Bogunovic D, O'Neill DW, Belitskaya-Levy I, Vacic V, Yu Y-L, Adams S, et al. Immune profile and mitotic index of metastatic melanoma lesions enhance clinical staging in predicting patient survival. Proc Natl Acad Sci U S A. 2009;106(48):20429–34.

17. Kilic A, Landreneau RJ, Luketich JD, Pennathur A, Schuchert MJ. Density of tumor-infiltrating lymphocytes correlates with disease recurrence and survival in patients with large non-small-cell lung cancer tumors. J Surg Res. 2011;167(2):207–10.

18. Galon J, Costes A, Sanchez-Cabo F, Kirilovsky A, Mlecnik B, Lagorce-Pagès C, et al. Type, density, and location of immune cells within human colorectal tumors predict clinical outcome. Science. 2006;313(5795):1960–4.

19. Topalian SL, Muul LM, Solomon D, Rosenberg SA. Expansion of human tumor infiltrating lymphocytes for use in immunotherapy trials. J Immunol Methods. 1987;102(1):127–41.

20. Yuen MF, Norris S. Expression of inhibitory receptors in natural killer (CD3(-)CD56(+)) cells and CD3(+)CD56(+) cells in the peripheral blood lymphocytes and tumor infiltrating lymphocytes in patients with primary hepatocellular carcinoma. Clin Immunol. 2001;101(3):264–9.

21. Schleypen JS, Baur N, Kammerer R, Nelson PJ, Rohrmann K, Gröne EF, et al. Cytotoxic markers and frequency predict functional capacity of natural killer cells infiltrating renal cell carcinoma. Clin Cancer Res. 2006;12(3 Pt 1):718–25.

22. Malone CC, Schiltz PM, Mackintosh AD, Beutel LD, Heinemann FS, Dillman RO. Characterization of human tumor-infiltrating lymphocytes expanded in hollow-fiber bioreactors for immunotherapy of cancer. Cancer Biother Radiopharm. 2001;16(5):381–90.

23. Yron I, Wood TA, Spiess PJ, Rosenberg SA. In vitro growth of murine T-cells. V. The isolation and growth of lymphoid cells infiltrating syngeneic solid tumors. J Immunol. 1980;125(1):238–45.

24. Muul LM, Spiess PJ, Director EP, Rosenberg SA. Identification of specific cytolytic immune responses against autologous tumor in humans bearing malignant melanoma. J Immunol. 1987;138(3):989–95.

25. Eberlein TJ, Rosenstein M, Rosenberg SA. Regression of a disseminated syngeneic solid tumor by systemic transfer of lymphoid cells expanded in interleukin 2. J Exp Med. 1982;156(2):385–97.

26. Rosenberg SA, Spiess P, Lafreniere R. A new approach to the adoptive immunotherapy of cancer with tumor-infiltrating lymphocytes. Science. 1986;233(4770):1318–21.

27. Rosenberg SA, Packard BS, Aebersold PM, Solomon D, Topalian SL, Toy ST, et al. Use of tumor-infiltrating lymphocytes and interleukin-2 in the immunotherapy of patients with metastatic melanoma. A preliminary report. N Engl J Med. 1988;319(25):1676–80.

28. Dudley ME, Wunderlich JR, Yang JC, Hwu P, Schwartzentruber DJ, Topalian SL, et al. A phase I study of nonmyeloablative chemotherapy and adoptive transfer of autologous tumor antigen-specific T lymphocytes in patients with metastatic melanoma. J Immunother. 2002;25(3):243–51.

29. Dudley ME, Yang JC, Sherry R, Hughes MS, Royal R, Kammula U, et al. Adoptive cell therapy for patients with metastatic melanoma: evaluation of intensive myeloablative chemoradiation preparative regimens. J Clin Oncol. 2008;26(32):5233–9.

30. Pollack SM, He Q, Yearley JH, Emerson R, Vignali M, Zhang Y, et al. T-cell infiltration and clonality correlate with programmed cell death protein 1 and programmed death-ligand 1 expression in patients with soft tissue sarcomas. Cancer. 2017;123(17):3291–304.

31. Berghuis D, Santos SJ, Baelde HJ, Taminiau AH, Egeler RM, Schilham MW, et al. Pro-inflammatory chemokine-chemokine receptor interactions within the Ewing sarcoma microenvironment determine CD8(+) T-lymphocyte infiltration and affect tumour progression. J Pathol. 2011;223(3):347–57.

32. Brinkrolf P, Landmeier S, Altvater B, Chen C, Pscherer S, Rosemann A, et al. A high proportion of bone marrow T-cells with regulatory phenotype (CD4+CD25hiFoxP3+) in Ewing sarcoma patients is associated with metastatic disease. Int J Cancer. 2009;125(4):879–86.

33. Feng Y, Shen J, Gao Y, Liao Y, Cote G, Choy E. Expression of programmed cell death ligand 1 (PD-L1) and prevalence of tumor-infiltrating lymphocytes (TILs) in chordoma. Oncotarget. 2015;6(13):11139–49.

34. D'Angelo SP, Shoushtari AN, Agaram NP, Kuk D, Qin L-X, Carvajal RD, et al. Prevalence of tumor-infiltrating lymphocytes and PD-L1 expression in the soft tissue sarcoma microenvironment. Hum Pathol. 2015;46(3):357–65.

35. Rusakiewicz S, Semeraro M, Sarabi M, Desbois M, Locher C, Mendez R, et al. Immune infiltrates are prognostic factors in localized gastrointestinal stromal tumors. Cancer Res. 2013;73(12):3499–510.

36. Fujii H, Arakawa A, Utsumi D, Sumiyoshi S, Yamamoto Y, Kitoh A, et al. CD8+ tumor-infiltrating lymphocytes at primary sites as a possible prognostic factor of cutaneous angiosarcoma. Int J Cancer. 2014;134(10):2393–402.

37. Sorbye SW, Kilvaer T, Valkov A, Donnem T, Smeland E, Al-Shibli K, et al. Prognostic impact of lymphocytes in soft tissue sarcomas. PLoS ONE. 2011;6(1):e14611.

38. Sorbye SW, Kilvaer TK, Valkov A, Donnem T, Smeland E, Al-Shibli K, et al. Prognostic impact of peritumoral lymphocyte infiltration in soft tissue sarcomas. BMC Clin Pathol. 2012;12(1):5.

39. Théoleyre S, Mori K, Cherrier B, Passuti N, Gouin F, Rédini F, et al. Phenotypic and functional analysis of lymphocytes infiltrating osteolytic tumors: use as a possible therapeutic approach of osteosarcoma. BMC Cancer. 2005;5:123.

40. Van den Eynde B, Lethé B, Van Pel A, De Plaen E, Boon T. The gene coding for a major tumor rejection antigen of tumor P815 is identical to the normal gene of syngeneic DBA/2 mice. J Exp Med. 1991;173(6):1373–84.

41. Brändle D, Bilsborough J, Rülicke T, Uyttenhove C, Boon T, Van den Eynde BJ. The shared tumor-specific antigen encoded by mouse gene P1A is a target not only for cytolytic T lym-

phocytes but also for tumor rejection. Eur J Immunol. 1998;28(12):4010–9.

42. van der Bruggen P, Traversari C, Chomez P, Lurquin C, De Plaen E, Van den Eynde B, et al. A gene encoding an antigen recognized by cytolytic T lymphocytes on a human melanoma. Science. 1991;254(5038):1643–7.

43. Simpson AJG, Caballero OL, Jungbluth A, Chen Y-T, Old LJ. Cancer/testis antigens, gametogenesis and cancer. Nat Rev Cancer. 2005;5(8):615–25.

44. Hunder NN, Wallen H, Cao J, Hendricks DW, Reilly JZ, Rodmyre R, et al. Treatment of metastatic melanoma with autologous CD4+ T-cells against NY-ESO-1. N Engl J Med. 2008;358(25):2698–703.

45. Topalian SL, Gonzales MI, Parkhurst M, Li YF, Southwood S, Sette A, et al. Melanoma-specific CD4+ T-cells recognize nonmutated HLA-DR-restricted tyrosinase epitopes. J Exp Med. 1996;183(5):1965–71.

46. Ahmed N, Brawley VS, Hegde M, Robertson C, Ghazi A, Gerken C, et al. Human epidermal growth factor receptor 2 (HER2) -specific chimeric antigen receptor-modified T-cells for the immunotherapy of HER2-positive sarcoma. J Clin Oncol. 2015;33(15):1688–96.

47. Vonderheide RH, Hahn WC, Schultze JL, Nadler LM. The telomerase catalytic subunit is a widely expressed tumor-associated antigen recognized by cytotoxic T lymphocytes. Immunity. 1999;10(6):673–9.

48. Reker S, Meier A, Holten-Andersen L, Svane IM, Becker JC, Thor SP, et al. Identification of novel survivin-derived ctl epitopes with different HLA-A-restriction profiles. Cancer Biol Ther. 2004;3(2):173–9.

49. Van den Eynde BJ, van der Bruggen P. T-cell defined tumor antigens. Curr Opin Immunol. 1997;9(5):684–93.

50. Chapuis AG, Afanasiev OK, Iyer JG, Paulson KG, Parvathaneni U, Hwang JH, et al. Regression of metastatic Merkel cell carcinoma following transfer of polyomavirus-specific T-cells and therapies capable of re-inducing HLA class-I. Cancer Immunol Res. 2014;2(1):27–36.

51. Mata M, Gottschalk S. Adoptive cell therapy for sarcoma. Immunotherapy. 2015;7(1):21–35.

52. Chen YT, Scanlan MJ, Sahin U, Türeci O, Gure AO, Tsang S, et al. A testicular antigen aberrantly expressed in human cancers detected by autologous antibody screening. Proc Natl Acad Sci U S A. 1997;94(5):1914–8.

53. Szender JB, Papanicolau-Sengos A, Eng KH, Miliotto AJ, Lugade AA, Gnjatic S, et al. NY-ESO-1 expression predicts an aggressive phenotype of ovarian cancer. Gynecol Oncol. 2017;145(3):420–5.

54. Iura K, Kohashi K, Hotokebuchi Y, Ishii T, Maekawa A, Yamada Y, et al. Cancer-testis antigens PRAME and NY-ESO-1 correlate with tumour grade and poor prognosis in myxoid liposarcoma. J Pathol Clin Res. 2015;1(3):144–59.

55. Davis ID, Chen W, Jackson H, Parente P, Shackleton M, Hopkins W, et al. Recombinant NY-ESO-1 protein with ISCOMATRIX adjuvant induces broad integrated antibody and CD4(+) and CD8(+) T-cell responses in humans. Proc Natl Acad Sci U S A. 2004;101(29):10697–702.

56. Nicholaou T, Ebert LM, Davis ID, McArthur GA, Jackson H, Dimopoulos N, et al. Regulatory T-cell-mediated attenuation of T-cell responses to the NY-ESO-1 ISCOMATRIX vaccine in patients with advanced malignant melanoma. Clin Cancer Res. 2009;15(6):2166–73.

57. Scanlan MJ, Simpson AJG, Old LJ. The cancer/testis genes: review, standardization, and commentary. Cancer Immun. 2004;4:1.

58. Jungbluth AA, Antonescu CR, Busam KJ, Iversen K, Kolb D, Coplan K, et al. Monophasic and biphasic synovial sarcomas abundantly express cancer/testis antigen NY-ESO-1 but not MAGE-A1 or CT7. Int J Cancer. 2001;94(2):252–6.

59. Chapuis AG, Thompson JA, Margolin KA, Rodmyre R, Lai IP, Dowdy K, et al. Transferred melanoma-specific CD8+ T-cells persist, mediate tumor regression, and acquire central memory phenotype. Proc Natl Acad Sci U S A. 2012;109(12):4592–7.

60. Pollack SM, Jungbluth AA, Hoch BL, Farrar EA, Bleakley M, Schneider DJ, et al. NY-ESO-1 is a ubiquitous immunotherapeutic target antigen for patients with myxoid/round cell liposarcoma. Cancer. 2012;118(18):4564–70.

61. Yee C, Savage PA, Lee PP, Davis MM, Greenberg PD. Isolation of high avidity melanoma-reactive CTL from heterogeneous populations using peptide-MHC tetramers. J Immunol.

1999;162(4):2227–34.

62. Bodinier M, Peyrat MA, Tournay C, Davodeau F, Romagne F, Bonneville M, et al. Efficient detection and immunomagnetic sorting of specific T-cells using multimers of MHC class I and peptide with reduced CD8 binding. Nat Med. 2000;6(6):707–10.

63. Meidenbauer N, Marienhagen J, Laumer M, Vogl S, Heymann J, Andreesen R, et al. Survival and tumor localization of adoptively transferred Melan-A-specific T-cells in melanoma patients. J Immunol. 2003;170(4):2161–9.

64. Mackensen A, Meidenbauer N, Vogl S, Laumer M, Berger J, Andreesen R. Phase I study of adoptive T-cell therapy using antigen-specific CD8+ T-cells for the treatment of patients with metastatic melanoma. J Clin Oncol. 2006;24(31):5060–9.

65. Khammari A, Labarrière N, Vignard V, Nguyen J-M, Pandolfino M-C, Knol AC, et al. Treatment of metastatic melanoma with autologous Melan-A/MART-1-specific cytotoxic T lymphocyte clones. J Invest Dermatol. 2009;129(12):2835–42.

66. Yee C, Thompson JA, Byrd D, Riddell SR, Roche P, Celis E, et al. Adoptive T-cell therapy using antigen-specific CD8+ T-cell clones for the treatment of patients with metastatic melanoma: in vivo persistence, migration, and antitumor effect of transferred T-cells. Proc Natl Acad Sci U S A. 2002;99(25):16168–73.

67. Provasi E, Genovese P, Magnani Z, Pello OM, Kuball J, Lombardo A, et al. From TCR gene transfer to TCR gene editing of central memory T lymphocytes for immunotherapy of leukemia. Blood. 2009;114(22):374.

68. Morgan RA, Dudley ME, Yu YYL, Zheng Z, Robbins PF, Theoret MR, et al. High efficiency TCR gene transfer into primary human lymphocytes affords avid recognition of melanoma tumor antigen glycoprotein 100 and does not alter the recognition of autologous melanoma antigens. J Immunol. 2003;171(6):3287–95.

69. Robbins PF, Morgan RA, Feldman SA, Yang JC, Sherry RM, Dudley ME, et al. Tumor regression in patients with metastatic synovial cell sarcoma and melanoma using genetically engineered lymphocytes reactive with NY-ESO-1. J Clin Oncol. 2011;29(7):917–24.

70. Robbins PF, Kassim SH, Tran TLN, Crystal JS, Morgan RA, Feldman SA, et al. A pilot trial using lymphocytes genetically engineered with an NY-ESO-1-reactive T-cell receptor: long-term follow-up and correlates with response. Clin Cancer Res. 2015;21(5):1019–27.

71. Turtle CJ, Hanafi L-A, Berger C, Gooley TA, Cherian S, Hudecek M, et al. CD19 CAR-T-cells of defined CD4+:CD8+ composition in adult B cell ALL patients. J Clin Invest. 2016;126(6):2123–38.

72. Morgan RA, Yang JC, Kitano M, Dudley ME, Laurencot CM, Rosenberg SA. Case report of a serious adverse event following the administration of T-cells transduced with a chimeric antigen receptor recognizing ERBB2. Mol Ther. 2010;18(4):843–51.

73. Huang G, Yu L, Cooper LJ, Hollomon M, Huls H, Kleinerman ES. Genetically modified T-cells targeting interleukin-11 receptor α-chain kill human osteosarcoma cells and induce the regression of established osteosarcoma lung metastases. Cancer Res. 2012;72(1):271–81.

74. Lehner M, Götz G, Proff J, Schaft N, Dörrie J, Full F, et al. Redirecting T-cells to Ewing's sarcoma family of tumors by a chimeric NKG2D receptor expressed by lentiviral transduction or mRNA transfection. PLoS ONE. 2012;7(2):e31210.

75. Gattenlöhner S, Marx A, Markfort B, Pscherer S, Landmeier S, Juergens H, et al. Rhabdomyosarcoma lysis by T-cells expressing a human autoantibody-based chimeric receptor targeting the fetal acetylcholine receptor. Cancer Res. 2006;66(1):24–8.

76. Fry TJ, Shah NN, Orentas RJ, Stetler-Stevenson M, Yuan CM, Ramakrishna S, et al. CD22-targeted CAR T-cells induce remission in B-ALL that is naive or resistant to CD19-targeted CAR immunotherapy. Nat Med. 2017;24(1):20–8.

77. Tanaka M, Tashiro H, Omer B, Lapteva N, Ando J, Ngo M, et al. Vaccination targeting native receptors to enhance the function and proliferation of chimeric antigen receptor (CAR)-modified T-cells. Clin Cancer Res. 2017;23(14):3499–509.

78. A phase I trial of T-cells expressing an anti-GD2 chimeric antigen receptor in children and young adults with GD2+ solid tumors - full text view - ClinicalTrials.gov [internet]. [cited 2018 Jan 24]. Available from: https://clinicaltrials.gov/ct2/show/NCT02107963.

79. Pegram HJ, Lee JC, Hayman EG, Imperato GH, Tedder TF, Sadelain M, et al. Tumor-targeted T-cells modified to secrete IL-12 eradicate systemic tumors without need for prior conditioning. Blood. 2012;119(18):4133–41.
80. Sadelain M, Rivière I, Brentjens R. Targeting tumours with genetically enhanced T lymphocytes. Nat Rev Cancer. 2003;3(1):35–45.
81. Cheng LE, Ohlén C, Nelson BH, Greenberg PD. Enhanced signaling through the IL-2 receptor in CD8+ T-cells regulated by antigen recognition results in preferential proliferation and expansion of responding CD8+ T-cells rather than promotion of cell death. Proc Natl Acad Sci U S A. 2002;99(5):3001–6.
82. Budde LE, Berger C, Lin Y, Wang J, Lin X, Frayo SE, et al. Combining a CD20 chimeric antigen receptor and an inducible caspase 9 suicide switch to improve the efficacy and safety of T-cell adoptive immunotherapy for lymphoma. PLoS One. 2013;8(12):e82742.
83. Rosenberg SA, Sherry RM, Morton KE, Scharfman WJ, Yang JC, Topalian SL, et al. Tumor progression can occur despite the induction of very high levels of self/tumor antigen-specific CD8+ T-cells in patients with melanoma. J Immunol. 2005;175(9):6169–76.
84. Ratnavelu K, Subramani B, Pullai CR, Krishnan K, Sugadan SD, Rao MS, et al. Autologous immune enhancement therapy against an advanced epithelioid sarcoma: A case report. Oncol Lett. 2013;5(5):1457–60.

索　引

这不仅是一本医学专著
更是读者的高效阅读解决方案

扫描本书二维码，获取更多线上服务

高清大图　放大看局部，让细节更清晰。

读者社群　交流经验，打造线上学术圈。

医学书单　便捷获取更多肿瘤学好书推荐。

扫码添加
智能阅读向导